JN273087

糖尿病管理に携わるすべての人のための

セミナー
糖尿病アドバイス

聖マリアンナ医科大学内科学（代謝・内分泌内科）教授 田中 逸 著

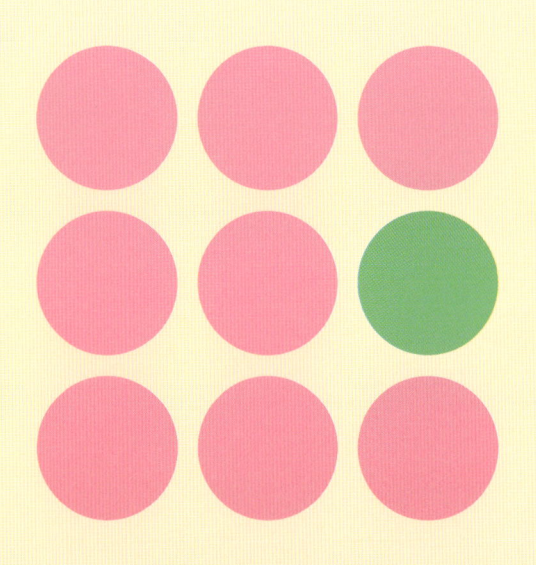

日本医事新報社

序　文

　生活習慣病の行き着く先は動脈硬化症です。それゆえ，日本人の死因の大きな割合を占める心筋梗塞や脳卒中を予防するには，日々の生活習慣の改善が必須です。そこで，生活習慣病全体を理論的に理解した上でアドバイスのポイントを習得して頂くことを目的として，平成25年7月に『新セミナー生活習慣病』を上梓しました。同書でも2型糖尿病についてはある程度解説しましたが，本疾患の治療や予防の領域では，何よりも日常生活におけるアドバイスが最も大きなウェイトを占めます。

　2型糖尿病は遺伝的要因に生活習慣の問題が上乗せになって発症します。遺伝的要因には食後のインスリン分泌が遅い（追加分泌の遅延），インスリンの効き目が低い（インスリン抵抗性）などの体質をきたす複数遺伝子の組み合わせが指摘されています。一方，生活習慣の問題は何と言っても過食による肥満，遅くて多い夕食などの食事の片寄り，慢性的な運動不足などです。生活習慣は後天的な要因ですが，私はこのような生活習慣も遺伝すると考えています。「生活習慣の遺伝」とはおかしな表現ですが，考えてみれば，親が過食であったり間食を多く摂ったりする家庭では子どももこれが当たり前になります。親が野菜嫌いな家庭の子どもが野菜好きになるとは考えにくいですし，サラダしか作らない母親の子どもが野菜の煮物や炊き物を食べるはずがありません。親がスポーツをせず，スポーツに理解がなければ，子どもも小さい頃から体を動かすことはないでしょう。子どもにとって親はお手本であり，親の生活習慣を子どもが真似るのは当然です。これを遺伝と表現してもあながち誤りではないと思います。そのように考えると2型糖尿病の患者さんやその予備群に日常生活のアドバイスを行うことは，本人だけではなく家族全体の発症予防につながる非常に重要なプロセスと言えます。

　アドバイスとは人が行動する際，複数の選択肢の中からどの行動パターンが

良いのかを判断するための参考にされるべきものです．しかし，これは良い，あれは良くないと言われても，それがなぜなのか，理解と納得を伴っていなければせっかくのアドバイスも意味をなしません．すなわち，アドバイスの前に必要なステップは，2型糖尿病に関する基礎知識をわかりやすく説明し，理解してもらうことです．書店の健康コーナーには一般向けに糖尿病を解説した書籍が数多く並んでいます．しかし，医療記事に対する理解度は個人差が大きいと思います．それゆえ私は，医師・医療スタッフが患者さんのレベルに応じたコミュニケーション能力を深めることがまず必要であり，その上でなされるアドバイスこそが効果を発揮すると考えています．

　本書は，患者さんやそのご家族に理解して頂きたい2型糖尿病の基礎知識とそれをふまえたアドバイス，糖尿病に関する雑学的な話題などについて，私自身がNPO法人「川崎糖尿病スクエア」のホームページで執筆した記事，学会や講演会などでお話している内容，日常診療の場で説明しているポイントなどを総合的に編集したものです．巻末には家庭料理プランナーによる簡単な野菜料理10品目のレシピを掲載しました．野菜料理を普段あまり作らない方にお勧め頂ければ幸いです．

　本書に掲載した内容や図表の多くは私独自の考え方に基づくものであり，決してベストだとは思っていません．本書をひとつの参考書とし，読者ご自身の工夫を加えたオリジナルの説明とアドバイスのスタイルを構成され，日常の業務に役立てて頂ければ，これ以上の喜びはありません．

2014年9月

田中　逸

目　次

第1章 ● 疾患を理解してもらう
1. 血糖って？ ……………………………………………………………………… *2*
2. 食前血糖を正常に保つ仕組み ………………………………………………… *4*
3. 食後血糖を正常に保つ仕組み ………………………………………………… *8*
4. 2型糖尿病とは ………………………………………………………………… *15*
5. インスリン分泌異常の体質 …………………………………………………… *19*
6. インスリンが効きにくい体質 ………………………………………………… *24*
7. メタボリックシンドロームとは？ …………………………………………… *29*
8. 脂肪肝はメタボリックシンドロームのもう1つの原因 …………………… *36*
9. 2型糖尿病のまとめ …………………………………………………………… *40*
10. 血糖異常はあらゆる疾患の原因 ……………………………………………… *47*
11. 妊娠糖尿病って何？ …………………………………………………………… *52*

第2章 ● 検査を理解してもらう
1. 尿糖検査の活用 ………………………………………………………………… *58*
2. 75gブドウ糖負荷試験（OGTT：oral glucose tolerance test）…… *62*
3. HbA1c（ヘモグロビンエーワンシー）……………………………………… *65*
4. GA（グリコアルブミン）……………………………………………………… *69*
5. 1,5-AG（1,5-アンヒドログルシトール）…………………………………… *72*
6. 血糖自己測定（SMBG：self-monitoring of blood glucose）……… *75*
7. 連続グルコースモニタリング（CGM：continuous glucose monitoring）………………………………………………………………… *85*

第3章 ● 日常生活のアドバイス集―血糖を良くするポイントとコツ―
1. 遅い夕食は2分割を …………………………………………………………… *92*
2. 朝食は早いほど有利 …………………………………………………………… *94*
3. 毎ベジファースト ……………………………………………………………… *98*

4	プレバイオティクスの効果	101
5	野菜の摂り過ぎにも注意を	104
6	玄米食を始めませんか	106
7	不必要な間食は要注意	109
8	アルコールは低血糖の誘発因子	111
9	水分不足は厳重注意	114
10	室内の家事や日常の活動も立派な運動です	117
11	睡眠不足の解消を	120

You are what you eat. ―野菜料理10品目のレシピ―

春 Spring
春キャベツとあさりの酒蒸し ……………………………… 126
新玉ねぎのチン！ …………………………………………… 128

ヘルシー自家製肉そぼろ　129

夏 Summer
ゴーヤーの炒め物 …………………………………………… 130
モロヘイヤと長芋のポン酢かけ …………………………… 132

秋 Autumn
白菜，水菜とさつま揚げの煮びたし ……………………… 133
小松菜のごま油煮 …………………………………………… 135

冬 Winter
せり，ごぼう，にんじん，油揚げの炒め物 ……………… 136
里芋の中華風照り焼き ……………………………………… 138

通年 All seasons
ごぼう，にんじん，こんにゃくの煮しめ ………………… 140
チンゲン菜の"ラー油入り酢醤油"かけ ………………… 142

索 引 …………………………………………………………… 143

第1章

疾患を理解してもらう

1 血糖って何？

■血糖＝血液中のブドウ糖

　「血糖」とは文字通り，「血液中に溶けている糖」という意味です。糖と名がつくものにはブドウ糖のほかにも果糖やショ糖，麦芽糖などいくつもの種類があります。基本となる糖質の構造が1つのものを単糖類と呼びます。単糖類とはそれ以上簡単な糖に分解されない糖であり，構成する炭素数により三炭糖，四炭糖，五炭糖，六炭糖などに分類されます。ブドウ糖は六炭糖の単糖類です。六炭糖の単糖類にはブドウ糖のほかに果糖（フルクトース）やガラクトースなどがあります。単糖類が2つ結合したものが二糖類で，ショ糖や麦芽糖，乳糖などは二糖類です。単糖類が3～10個結合したものはオリゴ糖，10個を超えるものは多糖類と呼ばれます。しかし，「血糖」と言った場合の「糖」は「ブドウ糖」のみを指しますから，「血糖」とは「血液中に溶けているブドウ糖」という意味です。ちなみに，ブドウ糖は英語ではグルコース（glucose）と呼びます。血液中には赤血球が多数流れていますが，赤血球の細胞内にもブドウ糖は存在します。したがって，血漿分離後の検体で測定した場合の血糖は血漿内のブドウ糖のみですが，全血で測定した場合は赤血球中のブドウ糖も含まれます。一般に赤血球内のブドウ糖濃度は血漿内の濃度よりやや低いため，全血血糖は血漿血糖より10％程度低い値になります。

　ところで，グルコースがブドウ糖という言葉に翻訳されたのは，まさにブドウにたくさん含まれているからと言われています。では，なぜブドウ糖のみがそんなに大事なのでしょうか。

■ブドウ糖は細胞のエネルギー源

　人間の体は約60兆個もの細胞で構成されています。人間が生きているということは，1つ1つの細胞が生きていることを意味します。そして，個々の細胞が生きていくためのエネルギー源がブドウ糖なのです。細胞の内部に取り

込まれたブドウ糖はATP（アデノシン3リン酸）と呼ばれる物質をつくるための材料（基質）として使用されます。ATPは細胞にとって，生命を維持するために必要不可欠なエネルギー物質で，自動車にたとえればガソリンに相当します。ATPを細胞内部で産生できない細胞は死んでしまいます。したがって，ATPを生み出すためのブドウ糖は人間にとって必要不可欠な栄養源です。

■炭水化物はブドウ糖の集まり

　食物中の栄養には炭水化物と蛋白質，脂肪があり，三大栄養素と呼ばれています。これらは生命を維持し，体を作り，体を動かすのに必要不可欠な栄養素です。もちろん，人間が生きていくにはほかにもビタミンやミネラルなど，体の機能を維持，調節する栄養素も必要です。

　炭水化物として主なものは何と言ってもデンプンです。デンプンはブドウ糖が鎖のように連結されたもので，お米や小麦粉など主食となる食材に多く含まれています。摂取したデンプンは消化酵素により小腸でブドウ糖に分解され，ブドウ糖は小腸の血管から吸収されて血液中に入ります。そして血液中のブドウ糖は血流にのって全身を巡り，全身の細胞に取り込まれてエネルギー源として利用されます。

■血液中のブドウ糖の量は驚くほどわずか

　体内を流れる血液の合計量は大人では5リットル（L）程度です。5Lの輸血を行う手術は体内の血液がほとんど入れ替わる大手術です。

　さて，血糖値の単位はmg/dL［1デシリットル＝0.1L＝100ccの血液に何ミリグラム（1,000分の1g）のブドウ糖が溶けているか］で表します。朝食前の血糖値の正常値は70〜100mg/dLです。たとえば，血糖値が100mg/dLの場合，血液1dL（0.1L）中に100mg（0.1g）のブドウ糖が溶けているわけですから，1L中では1g，5L中では5gのブドウ糖になります。したがって，血糖値が100mg/dLであれば，全血液中に溶けているブドウ糖は5gしかありません。この量をどう思われますか。意外に少ないと感じる方も多いのではな

いでしょうか。

■生命維持に最低限必要なブドウ糖の量

　人間が生きていくためには60兆個の細胞を養わなければなりません。夜間に眠っているときでも全身の細胞は絶えずブドウ糖を必要とします。労働や運動など体を活動させる場合はさらに余分にブドウ糖が必要になります。

　さて，睡眠中は体を動かさないため，最も省エネの状態と言えますが，このときに必要なブドウ糖の量はいったいどれくらいでしょうか。体格にもよりますが，平均的な大人の場合で1時間当たり7～10gは必要です。今から7時間の睡眠をとる場合は，合計50～70gものブドウ糖が必要になります。しかし，就寝前の血糖が100mg/dLの人では，5Lの血液全体に溶けているブドウ糖はわずか5gでした。これでは30～40分程度の消費量にしかなりません。この5gを30～40分ですべて使いきると，血糖はゼロになってしまいます。ところが，実際には翌朝まで血糖は同じ値で維持されています。なぜでしょうか。睡眠中は食事の補給もしないのに，人間はどのようにして生命維持に必要な50～70gものブドウ糖をひねり出しているのでしょうか。この仕組みを次項で考えてみます。

2　食前血糖を正常に保つ仕組み

■ヒトの血糖は狭い範囲に維持

　糖尿病は血糖が正常範囲以上に上昇する疾患です。健康な方の血糖は食前・食後を通して80～160mg/dLの狭い範囲内に維持されています。正常の食前血糖は80～100mg/dL程度で，食事によって上昇しますが，食後3時間までには食前血糖のレベルまで戻ります。食後血糖は食事の内容，個人の消化・吸収にかかる時間，食事から採血までの時間によっても異なるため，正常値は決められていません。表1はあくまで私自身が以前から考えている目安ですが，

表1 正常血糖の目安

食前血糖	80〜100mg/dL	正常基準値は110mg/dL未満（海外では100mg/dL未満を基準にしている国もあります）
食後1時間血糖（食べ始めからの時間）	160mg/dL以下	正常基準値は決められていません
食後2時間血糖（食べ始めからの時間）	140mg/dL以下	正常基準値は決められていません

食後血糖については糖尿病に関する国際学会（世界糖尿病連合）でも同様の値を目標値として提唱しています。ここでは血糖をこのような狭い範囲に保つ仕組みを考えてみましょう。

■肝臓はブドウ糖を作って放出する臓器

血糖が100mg/dLの場合，血液5L中に溶けているブドウ糖は5gでした。しかし，人間は睡眠中でも1時間当たり7〜10gのブドウ糖を消費して生命を維持しています。就寝前の血糖が翌日の朝食前まで同じ値で維持されるには，どこかの臓器が消費量と同じ量のブドウ糖を絶えず産生して血液中に供給していなければなりません。どの臓器がそのような仕事をしているのか。それは，肝臓です。肝臓の細胞は1日を通して絶えずブドウ糖を産生しており，これを「肝糖産生」と呼んでいます。その産生量は1時間当たり7〜10gで消費量と同じ量です。すなわち，睡眠中にも肝臓は全身のブドウ糖消費量とまったく同じ量を持続的に産生し，血液中に供給しているのです。消費量＝産生量で釣り合っているから，血液中のブドウ糖在庫量は見かけ上，変化しません。これによって，就寝前の血糖は翌朝まで同じ値に保たれるわけです。

ではもし仮に，肝糖産生量が消費量より多くなると翌朝の血糖はどうなるでしょうか。使い切れずに余りますから，翌朝の血糖は正常以上に高くなります。糖尿病の方は朝食前の空腹時血糖が高くなりますが，これは何らかの原因で肝糖産生量が消費量より多くなっているからです。逆に肝糖産生量が消費量より

少ない場合，翌朝の血糖は正常以下の低いレベル，すなわち低血糖になります。したがって，眠前から翌朝にかけての血糖が正常範囲に保たれるためには，肝糖産生量が全身のブドウ糖消費量と同じになるよう調節する仕組みが必要になってきます。

■肝糖産生を調節する仕組み

　肝糖産生量が消費量と同じになるように調節している仕組みはホルモンのバランスです。人間の体からは様々なホルモンが分泌されていますが，ホルモンの中には肝糖産生にアクセルをかけるものと，ブレーキをかけるものがあります。肝糖産生にアクセルをかけるものには，カテコラミンやコルチゾール，グルカゴンなど複数種類のホルモンがあります。一方，ブレーキをかけるホルモンはインスリンのみです。アクセルをかけるホルモンはインスリンと反対の働きをするため，ひとまとめにして「インスリン拮抗ホルモン」と呼ばれます。

　肝糖産生はアクセルをかけるインスリン拮抗ホルモンと，ブレーキをかけるインスリンのバランスにより適切な量に調節されています。アクセルとブレーキのバランスが乱れると，肝糖産生量と消費量のバランスがくずれます。アクセルが強くなり過ぎると血糖は異常に上昇し，ブレーキが強くなり過ぎると血糖は異常に下降します。

■肝臓がブドウ糖を産生する方法

　肝臓はどのような方法で肝糖産生を行っているのでしょうか。これには2つの方法があります。1つ目は「グリコーゲン分解」です。グリコーゲンとは多数のブドウ糖を鎖状に連結したものです。食事中のブドウ糖は小腸で消化吸収され，門脈を通って，まず肝臓に流入します。肝細胞はこのブドウ糖を細胞内にたくさん取り込みます。取り込まれたブドウ糖の一部は肝細胞自身の生命を維持するために使用されますが，大部分の余ったブドウ糖は鎖状に連結され，グリコーゲンとして肝細胞内部に貯蔵されます。肝臓は食事を摂らない時間帯はこのグリコーゲンをもとのブドウ糖にまで分解することで肝糖産生を行いま

す．これが1つ目の方法です．

2つ目は「糖新生」という方法です．ブドウ糖を新たに産生するという意味です．これは筋肉細胞でブドウ糖が分解されて生じた乳酸，脂肪細胞や血液中の中性脂肪が分解されて生じたグリセロール，食事中の蛋白質が分解されて生じたアミノ酸の一種であるアラニンなどを材料としてブドウ糖を合成する方法です．

健康人では通常，肝糖産生におけるグリコーゲン分解と糖新生の割合はほぼ1：1と考えられています．

■ 食前血糖を正常に保つ仕組み

以上を図1にまとめます．正常の食前血糖は80〜100mg/dLでした．全身の血液量を5Lとすると，100mg/dL⇒5g/5Lでした．成人では1時間当たり安静時でも7〜10gのブドウ糖がエネルギー源として必要でした．このブドウ糖必要量を供給しているのは肝糖産生でした．すなわち，前日の就寝前から翌日朝食前まで血糖をこのレベルに保っているのは肝糖産生のおかげです．肝糖産生量と全身のブドウ糖消費量が釣り合っていれば，血糖は就寝前から翌朝まで同じレベルに維持されます．そして，肝糖産生にアクセルをかけるインスリン拮抗ホルモン，ブレーキをかけるインスリンのバランスがとれていると，

- 正常食前血糖：80〜100mg/dL
  100mg/dL＝1g/L ⇒ 5g/5L
- 安静時ブドウ糖消費量＝肝糖産生（肝糖放出）
  7〜10g/h

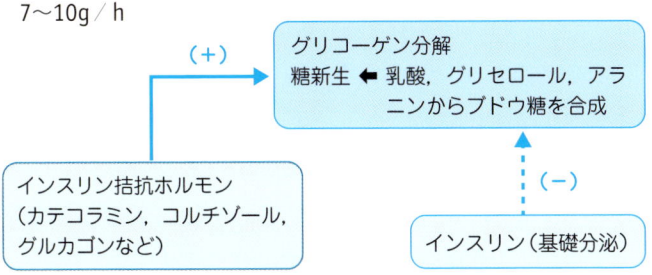

図1 食前血糖を調節する機序

肝糖産生量と全身の消費量のバランスも保たれることになります。糖尿病で夜中のインスリンが不足している方ではブレーキが弱くなりますから，肝糖産生量が消費量より増加するため，就寝前から翌朝にかけて血糖が上昇してきます。

3 食後血糖を正常に保つ仕組み

■血液5Lに100gのブドウ糖を溶解

成人の血液量は約5Lでした。今，食事の代わりにブドウ糖を100g摂取すると仮定します。このブドウ糖100gが5Lの血液中にそのまま入ってくると，血糖はどれくらいの値になるでしょうか。100mg/dL⇒5g/5Lでしたから，100g/5L = 20g/L = 2g/dL = 2000mg/dLになります。しかし，実際に100gのブドウ糖を食事の代わりに摂取しても，血糖はせいぜい160mg/dL程度またはそれ以下のレベルにまでしか上昇せず，2～3時間後には元の食前血糖まで戻ります。瞬間的には2000mg/dLになってもおかしくないのに，実際には100mg/dL台と1桁小さい値にまでしか上昇しないのはなぜでしょうか。

■ブドウ糖を貯蔵できる細胞

睡眠中の安静時でも全身の細胞は生きており，絶えずブドウ糖を利用しています。その量は1時間当たり7～10g程度でした。したがって，2～3時間で100gものブドウ糖を素早く消費することは不可能です。ということはブドウ糖を消費するだけでなく，とりあえず自分の細胞内部に取り込んで貯蔵することができる細胞が存在するはずです。それはどの臓器の細胞なのでしょうか。ブドウ糖を貯めることができる細胞，それは肝臓と筋肉の細胞です。肝臓と筋肉の細胞がブドウ糖を細胞内部にしまい込むことを，「糖取り込み」と呼びます。食後には肝細胞と筋肉細胞が猛烈な勢いで「糖取り込み」を行ってくれるおかげで，食後血糖は最高でも160mg/dL程度までしか上昇せず，早ければ

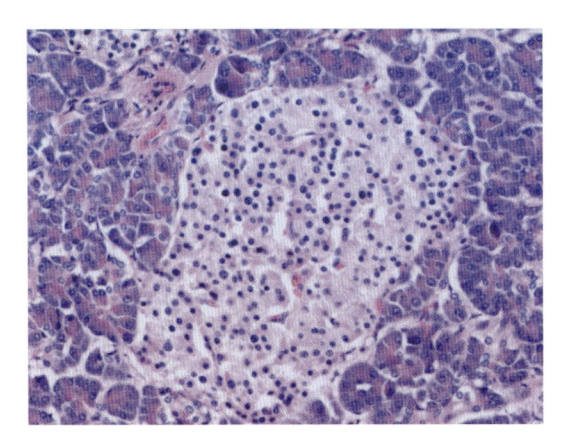

図2 ランゲルハンス島（中央の染色されている細胞集団）
（聖マリアンナ医科大学　田所 衛 名誉教授のご厚意による）

2～3時間後には元の食前のレベルまで戻るのです。

■糖取り込みを調節する仕組み

　肝細胞と筋肉細胞の「糖取り込み」を調節しているのはインスリンです。インスリンは膵臓から血液中に分泌されるホルモンです。本来，膵臓は消化液と消化酵素を産生している臓器です。19世紀後半にドイツの医学者ランゲルハンスが膵臓の組織を顕微鏡で観察していると，図2のように通常の膵臓組織の中でまったく別の形の細胞が島状に集合している像を見つけました。膵臓内部に観察されたこの島状の細胞集団は彼の名前を取って「ランゲルハンス島」と呼ばれています。

　ランゲルハンス島は膵臓内に100～200万個も存在しますが，これをインスリンの抗体で染色処理すると，図3のように多くの細胞が茶色に染色されインスリン陽性を示します。ランゲルハンス島に含まれる細胞の80％程度がインスリンを産生する細胞であり，この細胞をβ細胞と呼んでいます。

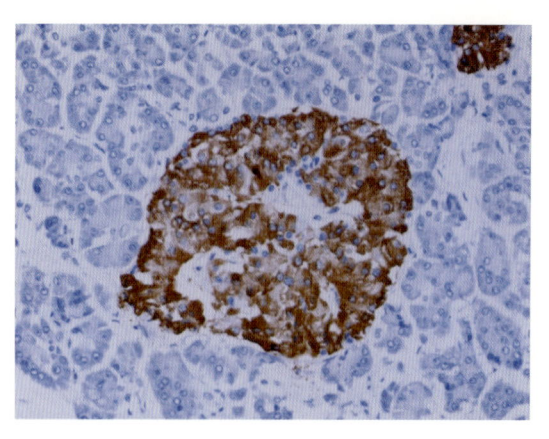

図3　ランゲルハンス島のインスリン抗体染色
（聖マリアンナ医科大学　田所 衞 名誉教授のご厚意による）

■ β細胞のインスリン分泌パターン

　膵ランゲルハンス島のβ細胞はインスリンを産生，分泌していますが，図4のように1日のインスリン分泌パターンは一定ではありません。1日を通して少量ですが持続的に分泌されている分があり，これを基礎分泌と呼んでいます。土台のようなものです。そして3度の食事の際に食後の血糖上昇とタイミングを合わせて山状に大量に分泌される分があります。これを追加分泌と呼んでいます。夜間にもわずかながら基礎分泌されているインスリンは肝糖産生にブレーキをかける役割を果たしています。一方，食後に急速に追加分泌される大量のインスリンは肝細胞と筋肉細胞の「糖取り込み」を促進します。すなわち，食後には膵ランゲルハンス島のβ細胞から大量のインスリンが追加分泌され，このインスリンが肝臓と筋肉に働いて，「糖取り込み」を亢進させるわけです。

■ 食後は肝糖産生が一時的に停止

　食事を摂っていない時間帯には肝臓は全身のブドウ糖消費量と同じ量のブドウ糖を産生しています。これが「肝糖産生」でした。そして，「肝糖産生」には，

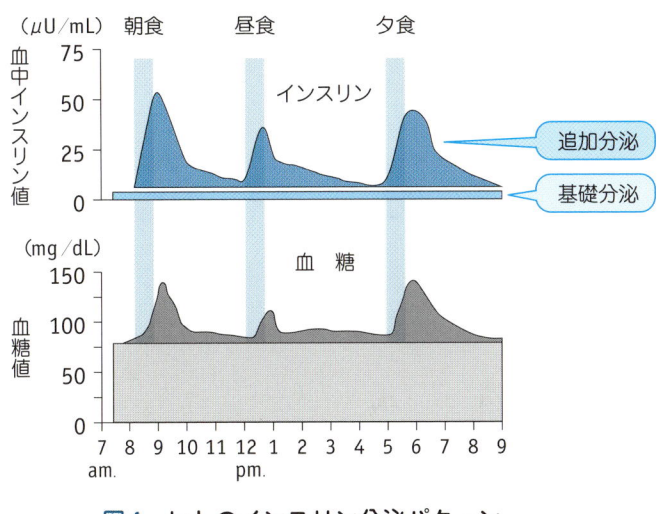

図4 ヒトのインスリン分泌パターン

　基礎分泌されている少量のインスリンがブレーキをかけ，インスリンと逆の働きをするカテコラミンやコルチゾールなどのインスリン拮抗ホルモンがアクセルをかけ，そのバランスで全身のブドウ糖消費量と釣り合うように調節されていました。今，食事を摂って急速に血糖が上昇すると，大量のインスリンが追加分泌されますが，体内には食事による血糖の上昇を感知してインスリンを素早く追加分泌させる様々な仕組みが備わっています。

　インスリンが大量に分泌されると，「肝糖産生」はどうなるでしょうか。非常に強いブレーキが働くことになりますから，「肝糖産生」はインスリンが追加分泌されている間は一時的に停止します。「肝糖産生」は肝臓から全身にブドウ糖を供給する，すなわち血糖を上昇させる方向の働きですから，これが一時的に止まることは，食後の血糖上昇を抑えて早く下降させることにつながります。

■ 食後血糖を正常に保つ仕組み

　以上をまとめます。食後に食物中のブドウ糖が体内に入ってくると，最初に

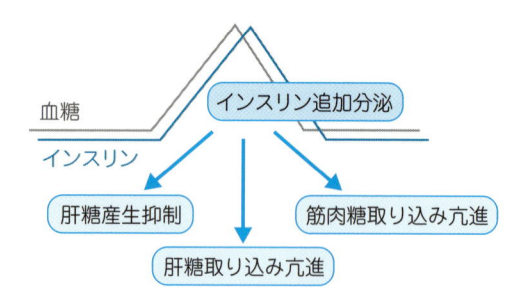

図5 インスリン追加分泌の作用

　起こる現象はインスリンの追加分泌でした。図5のように大量のインスリンが膵臓から追加分泌されると，それまで行われていた「肝糖産生」は一時的に停止します。同時に肝細胞と筋肉細胞は猛烈な勢いで「糖取り込み」を開始します。「肝糖産生」の停止と「糖取り込み」の開始により，食後1時間でも血糖はたかだか160mg/dL程度にまでしか上昇せず，通常は3時間後には食前のレベルまで戻ります。そしてこの時期にはそれまで停止していた「肝糖産生」も再開されます。肝臓と筋肉で取り込まれたブドウ糖はいずれも鎖状に連結されてグリコーゲンとして貯蔵されます。筋肉のグリコーゲンは運動時のエネルギー源として利用され，肝臓のグリコーゲンは「肝糖産生」で再びブドウ糖に分解されます。

　これまでに食前血糖と食後血糖を正常に保つ仕組みを解説しましたが，この仕組みのどこかに障害が起こると糖尿病が発症します。

糖尿病人物往来 ①

「膵」の字は国字

　幕末の蘭学者の大きな仕事は洋書の翻訳でした。医学の分野では1774年に杉田玄白や前野良沢らによって出版された『解体新書』が有名です。彼らは不十分な辞書を片手に悪戦苦闘して，オランダ語で記載された『ターヘル・アナトミア』という解剖学の専門書を逐語的に翻訳していきました。日本語訳する場合，該当する漢字が中国の医学書にあれば簡単ですが，中国語にもない用語を翻訳することはとても大変でした。膵臓がまさにその例です。『解体新書』では唾液や消化液，ホルモンなどの分泌物を出す「腺」を「機里爾（キリール）」とし，膵臓は大腺の意味で「大機里爾（ダイキリール）」と命名しました。

　『解体新書』の「機里爾」を「腺」，「大機里爾」を「膵」という字に置き換えたのは，岡山の津山藩医で蘭学者の宇田川玄真（うだがわげんしん：1769-1834）です（写真1）。彼は1805年に出版した医学書『医範提綱（いはんていこう）』（写真2）で「膵」の字を新しく作りました。すなわち，「膵」は漢字ではなく，日本人が作った国字（和製漢字）です。膵臓はラテン語や英語では「pancreas」ですが，panは「すべて」，creasは「肉や腺」という意味です。そこで彼は「月（にくづき）」の右側に，集まるを意味する「萃」を合わせて「膵」という字を作りまし

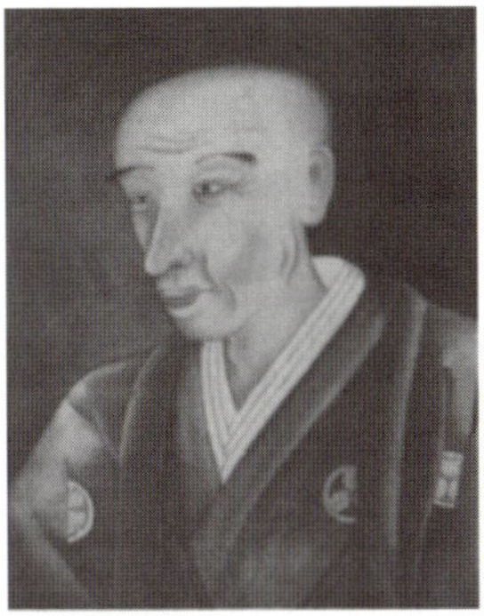

写真1
（武田科学振興財団 杏雨書屋蔵）

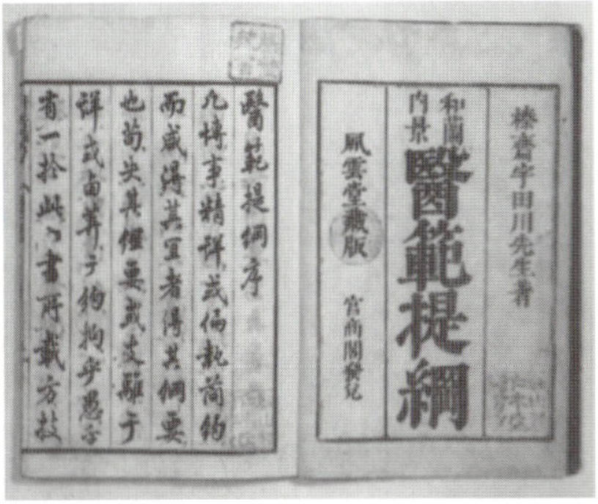

写真2

3. 食後血糖を正常に保つ仕組み　13

た。『医範提綱』には膵臓とその周囲の臓器の関係を示す図が記載されており，本書の水準が非常に高いことがうかがえます（写真3）。ちなみに彼は『医範提綱』の中で，『解体新書』で使用された「薄腸（はくちょう）」を小腸，「厚腸（こうちょう）」を大腸，「小水管（しょうすいかん）」を尿道とするなど，いくつもの臓器や組織の名称を現在でも使われている用語に置き換えています。

　宇田川玄真は伊勢の出身で，『解体新書』の作者である杉田玄白，彼の高弟の大槻玄沢に学びます。若いときから頭角を現し，杉田玄白の娘と結婚して養子になりますが，若気の至りで放蕩を重ねたため，離縁となります。その後，性根を入れ替えて蘭学全般の勉学に励み，江戸時代後期のわが国を代表する蘭学者として大成します。津山藩医であった宇田川玄随の死後に養子として宇田川家を継ぎ，江戸詰め藩医のかたわら，蘭方医学塾を開き，緒方洪庵など多くの若き蘭学者を育てました。津山市の津山洋学資料館には玄真など津山藩ゆかりの蘭学者の資料が数多く保存，公開されています（写真4）。『医範提綱』は幕末から明治初頭にかけて，わが国を代表する解剖学，生理学，病理学の総合テキストとして広く活用されました。彼こそは近代日本医学の祖とも言える大人物であったと私は思っています。❖

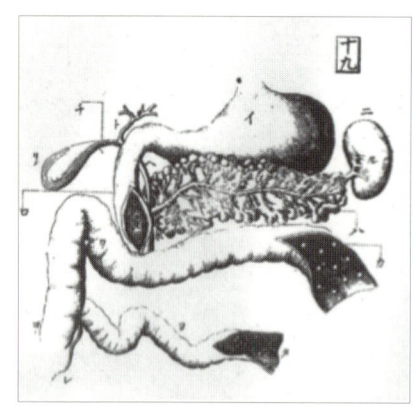

写真3

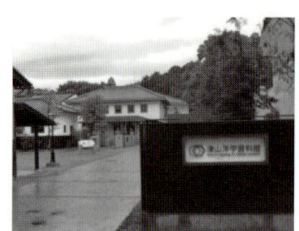

写真4　　　　　　　　　（筆者撮影）

4　2型糖尿病とは

■分泌臓器と標的臓器

　体内からは何種類ものホルモンが分泌されていますが，インスリンもそのひとつです。インスリンは膵臓のランゲルハンス島のβ細胞から分泌されているホルモンでした。図6のようにホルモンを分泌する臓器を「分泌臓器」，ホルモンが作用する相手側の臓器を「標的臓器」と呼びます。分泌臓器から出たホルモンは血液にのって全身を巡り，標的臓器に働いてそのホルモン特有の作用を発揮します。インスリンには様々な作用がありますが，血糖の調節作用に限定すると膵臓が分泌臓器，肝臓や筋肉が標的臓器です。

　さて，血糖調節に異常をきたして血糖が上昇した病態が糖尿病ですから，図6の3つのステップ(膵臓，インスリン，肝臓・筋肉)のいずれかに異常をきたした結果として血糖がうまく調節されず，糖尿病になってしまうと言えます。

　では次に，それぞれのステップの異常について考えてみましょう。

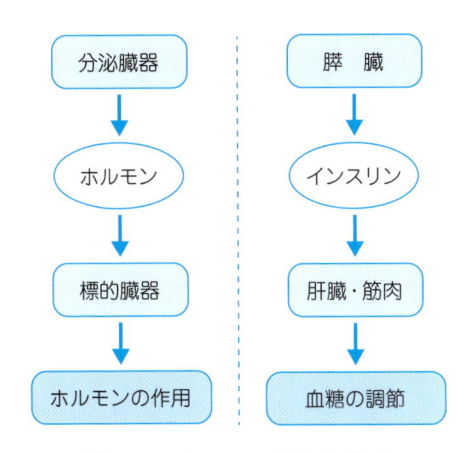

図6　ホルモンの分泌と作用

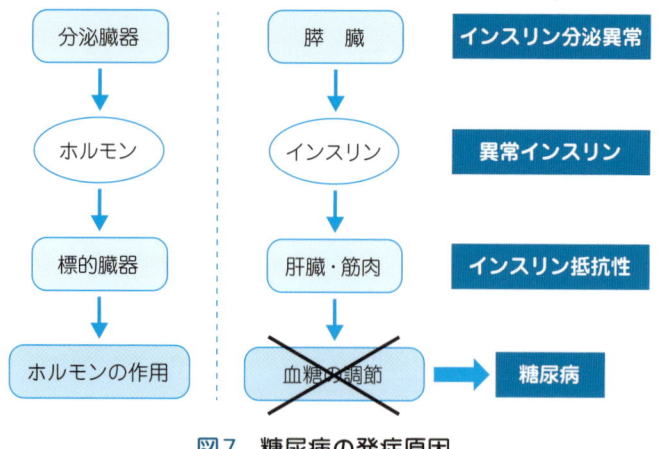

図7　糖尿病の発症原因

■糖尿病の原因は主に3つ

　図7は図6の3つのステップに糖尿病の原因になりうる異常をそれぞれ書き加えたものです。1番目は分泌臓器に原因がある場合です。膵臓自体の問題でインスリンの産生量が低下する状態です。このためインスリンの欠乏状態になりますから，インスリンを注射によって体外から補充する必要があります。

　2番目はインスリン分子自体の異常です。これはインスリンの遺伝子に突然変異が起こり，正常のインスリンとは異なる異常なインスリンが作られる場合です。この異常インスリンは正常のインスリンとは構造が少し異なるため，膵臓からきちんと分泌されていても，血糖を調節する作用は発揮されません。この病気は一種の遺伝病と考えられており，日本でも和歌山県でその家系が発見されています。発見された異常インスリンは「Insulin Wakayama」と名前が付けられましたが，このようなインスリン遺伝子の突然変異は稀な病気です。

　3番目は標的臓器の肝臓や筋肉に原因がある場合です。膵臓から分泌されたインスリンが血流にのって肝臓や筋肉に到達しても，肝臓や筋肉の細胞に原因があって，インスリンの作用がうまく発揮されない状態を「インスリン抵抗性」と呼んでいます。肝臓や筋肉がインスリンに抵抗しているわけではありませんが，インスリンに対する感受性が低下しており，インスリンの効果がうまく発

表2 糖尿病の分類

1型糖尿病	糖尿病全体の5％程度	インスリン分泌の絶対的低下
2型糖尿病	糖尿病の大半（90％以上）	インスリン分泌の相対的低下＋インスリン抵抗性
その他の糖尿病	詳細な頻度は不明だが少なくはない	遺伝子異常（インスリン遺伝子やインスリン受容体，ミトコンドリア遺伝子などの点突然変異） 薬剤（ステロイド薬やインターフェロンなど） その他の疾患（インスリン抵抗性やインスリン分泌を低下させる疾患）

揮されないという意味で，「インスリン抵抗性」と表現されています。大部分は肥満や運動不足など生活習慣の誤りが原因となっています。

■糖尿病は3種類

ひと口に「糖尿病」といっても，表2のように大きく3種類にわけられています。第一は「1型糖尿病」です。これは膵臓のβ細胞に異常をきたしてインスリンがほとんど作られなくなる状態です。インスリンが絶対的に不足するため，体外からのインスリン注射が必須になります。

第二は「2型糖尿病」です。こちらには2つの原因があります。1つ目の原因はやはり膵臓の問題でインスリンの産生が減少する状態です。1型糖尿病ではインスリンの産生が非常に低下していますが，2型糖尿病の場合はやや低下〜かなりの低下まで患者さんによって異なります。2つ目の原因はインスリン抵抗性です。食べ過ぎや飲み過ぎ，ストレスや疲労の蓄積，慢性的な運動不足などが持続すると，肝臓と筋肉はインスリン抵抗性に陥ります。多くの2型糖尿病の患者さんではこの2つの原因が合併した状態，すなわち「インスリン分泌が少ない」＋「インスリン抵抗性」で糖尿病が引き起こされています。ただし，各因子の程度には個人差があります。

第三は「その他の原因による糖尿病」です。これには，先に述べたインスリ

ン遺伝子をはじめとする様々な遺伝子の異常によるもの，ステロイド薬などインスリン抵抗性を起こす薬剤やインターフェロンなどインスリン分泌を障害する薬剤などを使用している場合，悪性腫瘍やインスリン拮抗ホルモンが増加する内分泌疾患（インスリン作用を妨害），肝硬変（肝細胞の機能自体が低下），急性膵炎や慢性膵炎（インスリン分泌が低下）など他の病気が原因で血糖が上昇する場合などが含まれます。

■妊娠糖尿病は妊婦の境界型

　この他に「妊娠糖尿病」という病名が知られています。「糖尿病」という名前が付いていますが，厳密には糖尿病ではなく，正常と糖尿病の中間段階，すなわち境界型の状態を指します。女性は妊娠すると大なり小なりインスリン抵抗性の状態になります。これは胎盤でインスリンの作用を妨害する物質やインスリンを分解する物質が作られることが原因です。すべての妊婦さんが妊娠糖尿病になるわけではありませんが，妊娠中は血糖を検査してもらうことが大切です。妊娠糖尿病は血糖が軽度上昇した状態ですが，放置して妊娠を継続すると母体にも胎児にも様々な影響が出てくるため，介入が必要になります。妊娠糖尿病については**第1章-11**（→p.52）で詳しく取り上げます。

■最も多いタイプが2型糖尿病

　糖尿病の3種類のタイプの中で最も多いのは2型糖尿病で，生活習慣病の代表格です。糖尿病全体の90％以上は2型糖尿病と推測されています。先ほど2型糖尿病の原因は，「インスリン分泌が少ない（相対的な低下）」＋「インスリン抵抗性」と述べました。実際に2型糖尿病の方を診ていると，同じ2型糖尿病と言っても，この2つの原因の組み合わせにはかなり個人差があります。ある方は「インスリン分泌が相当低下」＋「インスリン抵抗性は軽度」であり，別なある方は「インスリン分泌はやや低下」＋「インスリン抵抗性が非常に強い」という具合です。したがって，2型糖尿病という病名は同じでも，人によってその特徴は異なり，治療方針も個別的に考える必要があります。そこで，「インス

リン分泌低下」と「インスリン抵抗性」についてもう少し詳しく見ていきます。

5 インスリン分泌異常の体質

■糖尿病に関する精密検査：75gブドウ糖負荷試験

　糖尿病の精密検査を「75gブドウ糖負荷試験」と言います。この検査では，朝食を摂らないで来院して頂き，まず空腹時の採血を行います。その後，朝食の代わりに75gのブドウ糖を含む砂糖水（甘いサイダーのような飲み物）を摂取し，30分間隔で採血を行います。通常の試験では摂取前，30分後，60分後，90分後，120分後の合計5回の採血を行います。血糖の変動パターンから「正常型」なのか，「糖尿病型」なのか，あるいは両者の中間にあたる「境界型」（すなわち糖尿病の予備群）なのかを判定します。通常の検査では血糖のみを測定しますが，インスリンの分泌について詳しく調べたい場合は血液中のインスリンも測定します。また180分後の採血まで行う場合もあります。

■糖尿病型ではインスリン追加分泌が遅延

　図8は私が以前に75gブドウ糖負荷試験の結果をまとめたものです。この施設では180分後まで採血を行い，血糖とインスリンの両方を測定していました。図8左が血糖値の動き，右がインスリンの動きです。このグラフは正常型と判定された829名，糖尿病型と判定された483名の血糖とインスリンの平均値をそれぞれ示しています。正常型では血糖は60分で最高値になり，以後速やかに下降しています。その際，インスリンもやはり60分で最高値に達し，以後速やかに下降しています。つまり，正常型では血糖が上がって下がるタイミングと，追加分泌されたインスリンが上がって下がるタイミングが見事に一致しています。ところが糖尿病型を見ると，血糖は急速に上昇していますがインスリンはゆっくり上昇し，120分の時点で最高値になりその後下降しています。すなわち，糖尿病型では血糖の上昇するタイミングとインスリンが追加分

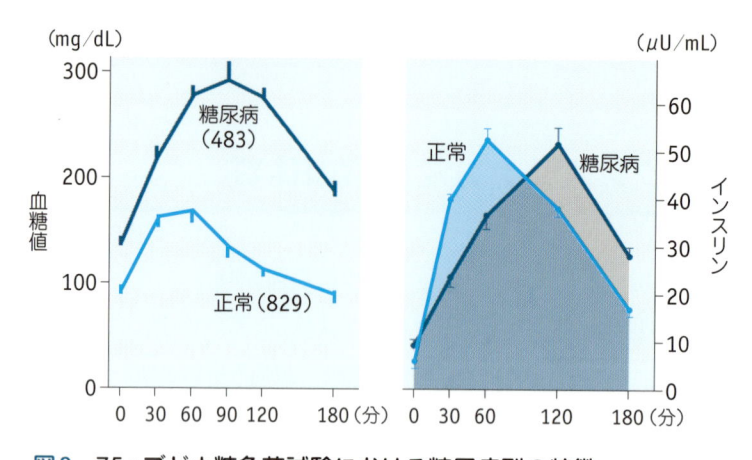

図8　75gブドウ糖負荷試験における糖尿病型の特徴
(Tanaka Y, et al:Diabetes Care. 1998;21(7):1133-7.から引用・改変)

泌されるタイミングがずれており，インスリンが遅れて出てくることがわかります。この現象を「インスリン追加分泌の遅延」と呼んでいます。このようなタイプの方は日常の食事を摂った場合でもインスリン追加分泌が遅く，血糖の上昇からタイミングが遅れて，尻上がりにインスリンが上昇してきます。食後のインスリン分泌の遅延は膵臓の体質であり，この体質は遺伝すると考えられています。

　ところで，図8右の折れ線グラフの下側部分の面積は180分間に膵臓がインスリンを追加分泌した合計量を反映しています。よく見ると，正常型の面積と糖尿病型の面積はあまり変わらないことがわかります。すなわち，糖尿病型では180分間のインスリン分泌の合計量は正常と比べて，少しも低下していないのです。異なる点は，糖尿病型では食後のインスリン分泌が遅延している，すなわちインスリンがゆっくり出てくるということです。

■インスリン遅延分泌だけでは糖尿病にならない
　食後のインスリン追加分泌が遅延する体質を持つ方が必ず糖尿病になるわけではありません。このような体質を親から受け継いでも，血糖はまったく正常

の方が多数おられます。すなわち，食後の追加分泌遅延だけでは2型糖尿病は発症しません。2型糖尿病に至るにはもう1つの原因の上乗せが必要です。それが「インスリン抵抗性」でした。これはインスリンの標的臓器である肝臓や筋肉に原因があって，インスリンに対する感受性が低下している，すなわちインスリンの効き目が低下している状態です。インスリン抵抗性の主な原因は過食による肥満と慢性的な運動不足と考えられています。そこで，2型糖尿病が発症する機序は現在では次のように考えられています。

　もともと「インスリン追加分泌の遅延」という膵臓の体質を持った方が肥満や運動不足になり，「インスリン抵抗性」が加わった。すなわち「インスリン追加分泌の遅延」と「インスリン抵抗性」が重なって，初めて糖尿病の状態に至るというわけです。

　「糖尿病は遺伝しますか？」とよく質問されますが，「糖尿病が遺伝するのではなく，糖尿病になりやすい体質が遺伝するようです」と答えています。この糖尿病になりやすい体質こそが「インスリン追加分泌の遅延」であると言われています。したがって，糖尿病になりやすい体質を親から受け継いでも，生活習慣に注意していれば，糖尿病に至ることはありません。

■発症した2型糖尿病を放置するとインスリン分泌が低下

　2型糖尿病が発症した段階で治療をせずに放置しておくと，高血糖の状態が持続します。高血糖が持続すると膵臓はなんとか血糖を是正すべく，無理をしてでもインスリンを過剰に分泌しようとします。これは膵臓の疲労をまねくことになります。最初は過剰に分泌していても，この状態が持続するとしだいに過剰分泌を維持する力が低下してきます。こうなると，追加分泌のピークの値も低くなり，やや遅れて基礎分泌も低下します。そのため，食後血糖も空腹時血糖もさらに上昇することになり，血糖の悪化と膵臓の疲弊が悪循環をきたし，糖尿病が重症化していきます。したがって，糖尿病はできるだけ早期から治療を開始することが大切です。次項では2型糖尿病のもう1つの原因である，「インスリン抵抗性」について説明します。

糖尿病人物往来 ❷

縄文人の食生活

　糖尿病になりやすい膵臓の体質とは「インスリン追加分泌の遅延」でした。私が以前に行った正常耐糖能の日本人における75gブドウ糖負荷試験の検討では，インスリン分泌指数（**第1章-9**→p.40）が0.4未満を示し，追加分泌が遅延していると判定されたのは4〜5人に1人の割合でした。日本人はなぜこのような体質を獲得したのでしょうか。考えられることは，「はるか昔の日本人は食後血糖がゆっくり上昇していた，だからインスリンもそれに伴ってゆっくり上昇していたほうが有利だった」ということです。食後血糖がゆっくり上昇し，インスリン追加分泌もゆっくり上昇する，両者のタイミングが合えばインスリンが効率的に体内でのブドウ糖利用を促進してくれます。では食後の血糖がゆっくり上昇する食事とはどのようなものだったのでしょうか。

　写真1，2は青森県の大規模な縄文時代の遺跡「三内丸山遺跡」です。弥生時代から日本人は米を食べるようになりました。しかしそれ以前の1万年以上にわたる縄文時代に炭水化物源として彼らが摂取していたのは，野生の栗やくるみ，どんぐり，栃の実などの堅果類（けんかるい）です。縄文人はこれらの硬い実をゆでたり，焼いたり，粉にしてからクッキー状に焼いたりして食べていました。三内丸山遺跡では出土したこれらの堅果類が数多く展示されて

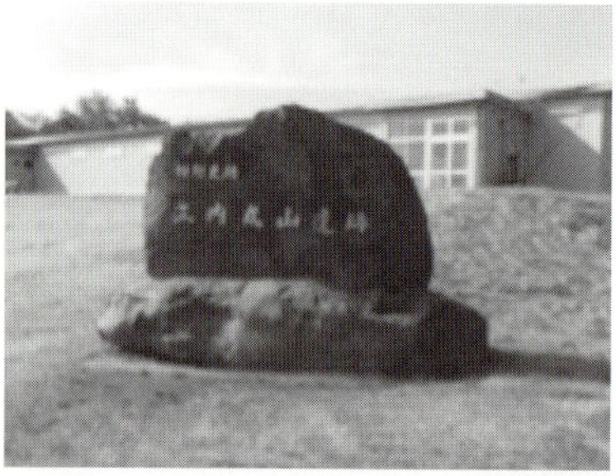

写真1　　　　　　（筆者撮影） 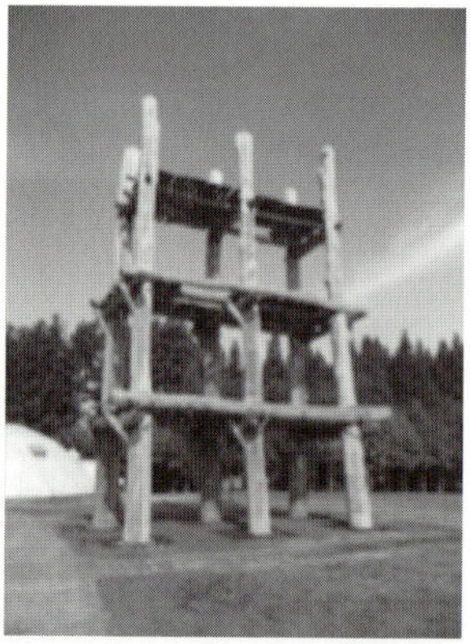　　**写真2**　　　　　　（筆者撮影）

いますが(写真3, 4)，どのような食べ方にせよ，これらの堅果類の消化吸収が，米やあわ，ひえなどの弥生時代の栽培植物と同じ早さだったとは到底思えません。1万年以上にわたって縄文人は消化吸収に時間がかかり，食後血糖がゆっくり上昇する堅果類を主食として摂取していました。このような食生活では食後のインスリン追加分泌が早いと逆に低血糖になってしまいますから，インスリンもゆっくり上昇したほうが有利でした。縄文時代の長い期間にわたって日本人はインスリンをゆっくり分泌する体質を獲得したと私は推測しています。さらに弥生時代の3000年間，日本人は米も雑穀もすべて表皮がついたままで食べていました。表皮には多くの食物繊維が含まれているため，堅果類ほどではないにせよ食後血糖はゆっくり上昇します。庶民が精米した白米を食べるようになったのは明治時代になってからのことです。したがって，江戸時代までの日本人の食生活には，インスリンがゆっくり上昇する体質が適していたと言えます。

　インスリン分泌指数0.4未満は4〜5人に1人ですが，インスリン追加分泌がやや遅いと考えられる，インスリン分泌指数1.0未満の人まで含めると，私の検討ではその割合は2人に1人以上です。したがって，縄文時代からの体質を今も多くの方が受け継いでいると私は考えています。その意味で私たちはこのような膵臓の体質をふまえた主食の内容と取り方を再考すべきではないでしょうか。❖

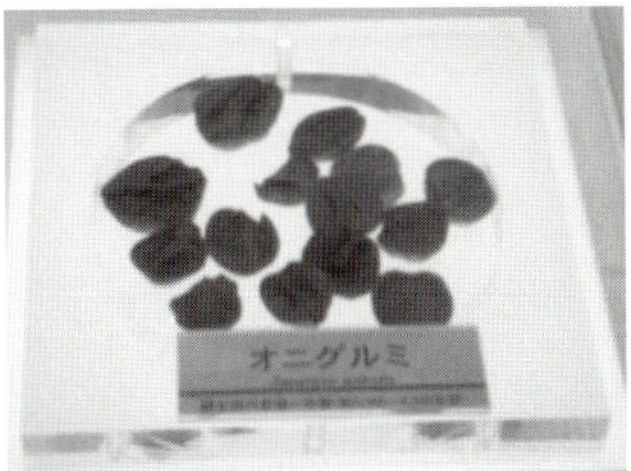

写真3　　　　　　　　（筆者撮影） 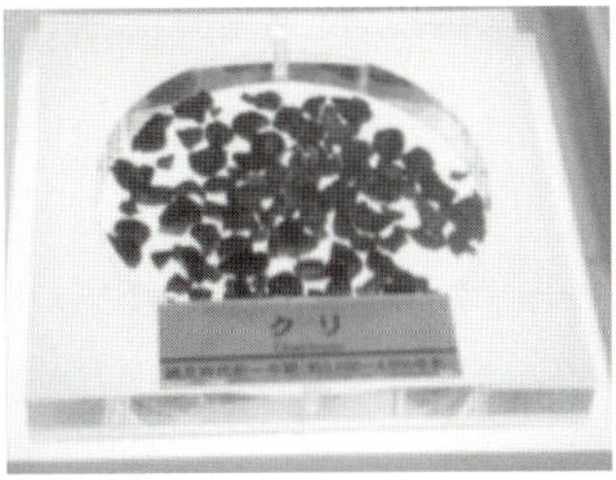　　写真4　　　　　　　　（筆者撮影）

6 インスリンが効きにくい体質

■ **インスリンは同化ホルモン**

　ヒトが食事から摂る栄養にはブドウ糖のほかに蛋白質と脂肪があります。インスリンには蛋白質や脂肪を体内で活用されるように調節する作用もあります。すなわち，体内に入ってきたすべての栄養物を利用させ，余ったものを貯蔵する働きで，この作用を「同化」と呼びます。「体内の同じものに変える」という意味です。この反対の作用は「異化」と呼ばれます。異化は体内に貯蔵した栄養分を切り崩してエネルギー源として利用する働きです。栄養をお金にたとえると，体内にお金を貯金するのが同化，貯金を引き出して消費するのが異化です。カテコラミンやグルカゴンは代表的な異化ホルモン，インスリンは代表的な同化ホルモンです。したがって，インスリンは単に血糖を下げるのが最終目的のホルモンではありません。インスリンにより血糖が下がるのは，インスリンが血液中のブドウ糖を全身の細胞に利用させたり貯蔵させたりすることにより，血液中に残っているブドウ糖が減少した結果なのです。同時にインスリンは脂肪や蛋白質に対しても同化ホルモンとして働いています。

■ **インスリンと血糖調節**

　このようにインスリンには様々な作用があります。その中で最も大切な作用は何と言ってもブドウ糖の代謝を調節する働きです。この調節で最も重要な臓器は肝臓と筋肉でした。インスリンはこの2つの臓器に作用していますが，食前や夜間には肝臓に作用し，グリコーゲン分解と糖新生が過剰に増加して空腹時血糖が異常に高くならないようにブレーキをかける方向に調節しています。そして食後には肝臓と筋肉に作用し，ブドウ糖を細胞内に取り込んでグリコーゲンとして貯蔵する働きを促進し，結果的に食後血糖が早く元の食前血糖のレベルに戻るように調節しています。

■インスリンの作用には個人差がある

　同じ年齢，同じ体格の2人が同じものを食べて，同じ量のインスリンが膵臓から分泌されても，2人の血糖が同じ値になるとは限りません。これは肝臓と筋肉のインスリンに対する感受性が人により異なるからで，肝臓と筋肉に対するインスリンの効き方には個人差があります。当然，インスリンに対する感受性が低い人ではインスリンの作用が発揮されにくいわけですから，血糖は高くなりがちです。このような状態が「インスリン抵抗性」でした。インスリン抵抗性は糖尿病になりやすい不利な体質です。では，どのような人がインスリン抵抗性になるのでしょうか。

■生活習慣上の問題が原因

　最近の大規模な遺伝子研究から，インスリン抵抗性をきたす遺伝子が幾つも発見されています。しかし，インスリン抵抗性の最も大きな原因は何と言っても生活習慣の問題です。インスリン抵抗性は体質と言っても，一生背負っていく宿命的な体質ではなく，自分で良くすることも悪くすることもできる，変化しうる体質なのです。インスリン抵抗性を惹起する生活習慣はずばり，「過食による肥満」と「慢性的な運動不足」です。そのほかにも「遅くて多い夕食などの食事の片寄り」が挙げられます。インスリン抵抗性を調べる検査法はいくつかありますが，最も簡単な検査は朝食前の血糖とインスリンの測定です。下記の式のように，両者の検査値を掛け算して405で割るとインスリン抵抗性が簡単に評価できます。

$$\text{インスリン抵抗性の評価} = \text{空腹時血糖 (mg/dL)} \times \text{空腹時インスリン } (\mu U/mL) \div 405$$

　この計算値をインスリン抵抗性指数と呼びますが，日本糖尿病学会ではこの値が1.6以下だと抵抗性なし，2.5以上は抵抗性あり，この中間は疑いありとしています。糖尿病で教育入院をされた方でこの数値を調べてみると，わずか

2週間の入院における食事と運動で改善する方が大半です。すなわちインスリン抵抗性は過食を改め，早い時間に夕食を摂り，よく運動するようになれば数週間レベルで直ちに改善するのです。食事療法と運動療法により血糖値が下がるのは，インスリン抵抗性が改善するからです。逆に油断するとすぐ元の状態に戻ってしまいます。最近，メタボリックシンドロームやその前段階の方を発見するための「特定健診」が盛んですが，メタボリックシンドロームは実はインスリン抵抗性により引き起こされる状態です。そこで次項ではメタボリックシンドロームについて考えます。

糖尿病人物往来 ③

スーパー運動マンは病気知らず

　肖像画（写真1）の伊能忠敬（1745-1821）は17年間にわたって自らの足で全国を測量して，日本で最初の本格的な全国地図『大日本沿海輿地全図（だいにほんえんかいよちぜんず）』（写真2）を作り上げた人として知られている幕末の天文学者です。輿（よ）とは「万物をのせる台」のことで，輿地は大地を意味します。『大日本沿海輿地全図』はまさに日本の実測全国地図です。彼は10回にわたる日本全国の測量を自分自身で行い，亡くなる直前まで地図の作製を続けました。そして死後3年を経た1821年，彼の生涯の恩師であった幕府天文方の高橋至時（よしとき）の死後に跡目を継いだ長男の高橋景保（かげやす）が最終的に完成させ，幕府に上呈したのが『大日本沿海輿地全図』で，別名「伊能図」とも呼ばれています。この地図は明治中頃に軍部が測量した地図が作製されるまでの期間，日本中で広く利用されていました。また高橋景保がシーボルトにこの地図の写しをこっそり譲り，1828年にこれが発覚して幕府に捕縛され，シーボルトも国外追放となったシーボルト事件でも有名です。

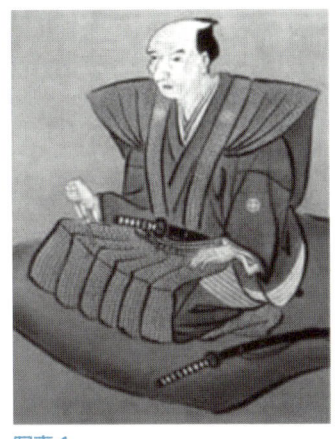

写真1
（千葉県香取市　伊能忠敬記念館所蔵）

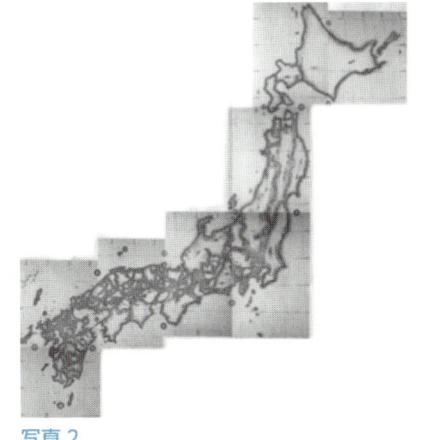

写真2

6．インスリンが効きにくい体質　　27

忠敬は現在の千葉県九十九里町の小関村の出身です。17歳で佐原の名門で名主をつとめていた伊能家の婿養子となり，伊能忠敬と名乗ります。49歳で隠居し，以前から興味のあった暦学や天文学を学ぶため50歳で江戸に出て高橋至時に弟子入りします。当時の幕府は海防上，正確な日本地図を必要としていた時期であり，至時に日本全国の実測を打診します。至時のもとで測量技術を学んでいた彼は師から推薦を受け，55歳から17年間，10回にわけて日本全国の海岸線を実測します。その距離は3万5000kmにもおよび，70cmの歩幅で計算すると，5000万歩に相当します。定年後に四国のお遍路巡りをするという話を聞きますが，17年間で5000万歩も歩くというのは規模が違いすぎます。忠敬は若い頃から喘息持ちで体が弱かったと言われていますが，71歳まで測量を続け，73歳で肺炎のため死去しています。73歳は当時としては長寿でした。毎日歩くこと，体を動かすことが健康寿命を延ばすことにいかに役立つのかを示す良いお手本だと思います。写真3は千葉県香取市にある伊能忠敬記念館です。彼が使用した様々な測量機材が展示されていますが，いずれも随所に工夫がこらされており，非常に興味深いものばかりです。❖

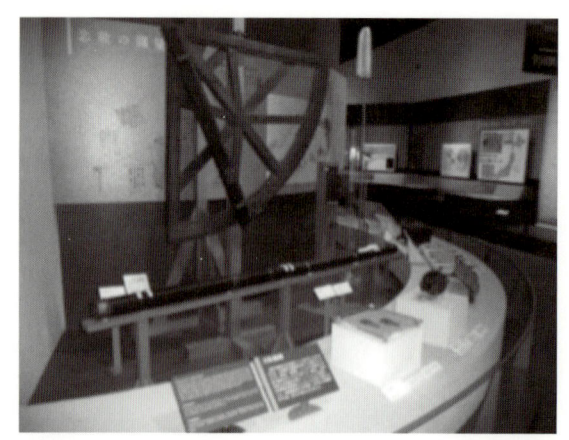

写真3　　　　　　　　　　　　　　　　（筆者撮影）

7 メタボリックシンドロームとは？

■「メタボリックシンドローム」は病名ではない

　「メタボリック」という言葉は「代謝」と訳します。代謝とは「栄養の貯蓄と消費の営み」を意味します。食事で体内に入ってきた栄養分を蓄えることを同化と呼びました。お金にたとえると貯金です。逆に体内に蓄えた栄養を運動などで消費することを異化と呼びました。お金で言えば貯金の切り崩しです。動物は食物を摂って余った栄養分は体内に蓄え，食事が摂れないときには体内に蓄えていた栄養を切り崩してエネルギー源として消費します。このように，お金を貯めたり使ったりするのと同じように，栄養分を体内に貯めたり使ったりする，すなわち同化や異化を行う営みのことを「代謝」と呼んでいます。

　次に「シンドローム」は「症候群」と訳します。症候とは「自分自身が異常に感じる症状（自覚症状），他人から見て異常に思われる所見，検査値や測定結果の異常」などを指します。このような症候が2つ以上組み合わさった状態を症候群と呼びます。それゆえ，メタボリックシンドロームとは「栄養の貯蓄や消費の営みに複数の異常をきたした状態」を表す用語であり，正式の病名ではありません。要医療ではなく，要指導の状態と考えて下さい。糖尿病と既に診断されている方で肥満を伴っている場合にも，メタボリックシンドロームと呼ばれることがありますが，糖尿病という要医療の段階に既に入っていれば，ことさらこの用語を使用する必要はないと思います。

■メタボリックシンドロームの診断基準

　図9はわが国で用いられているメタボリックシンドロームを診断するための基準です。まず，臍部の位置でウエスト周囲長を測ります。計測は食事による影響をなくすために必ず食前に行います。軽く息をはいた状態で測りますが，メジャーを水平にしてお腹に食い込まないよう注意しながら，0.1cm単位まで読み取ります。男性では85cm以上，女性では90cm以上の場合にメタボ

```
（ウエストのサイズ）
男性85cm以上
女性90cm以上
```

＋

```
下記の2つ
血圧 ≧ 130/85mmHg
空腹時血糖 ≧ 110mg/dL
中性脂肪 ≧ 150mg/dL
HDL-コレステロール < 40mg/dL
```

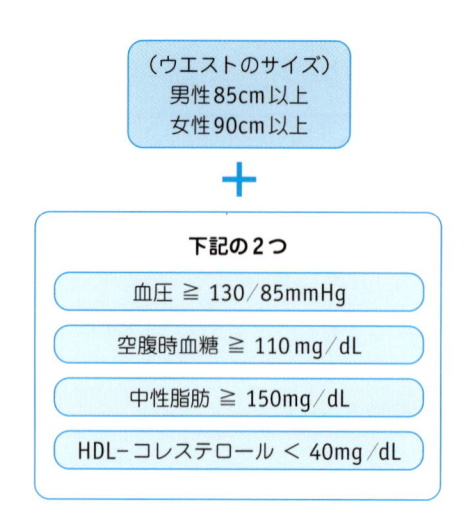

図9　メタボリックシンドロームの診断基準（平成17年4月）

リックシンドロームを疑います。

　ウエスト周囲長が基準を超えた方で，①最高血圧130mmHg以上または最低血圧85mmHg以上，②朝食前の空腹時検査で血糖が110mg/dL以上，③中性脂肪が150mg/dL以上，④善玉コレステロールと呼ばれるHDL-コレステロールが40mg/dL未満，以上の4項目中，2項目以上に該当すればメタボリックシンドロームと診断されます。ウエスト周囲長の計測は呼吸状態の変動や計測位置の違いで1～2cmは異なります。ですから，男性で84cmとか，女性で88cmとか，基準にかなり近い測定値の場合，メタボリックシンドロームではないとは考えないで，メタボリックシンドロームの可能性ありととらえて，上記の4項目について調べる必要があります。

■ ウエストが大きいのは何を意味するのか
　ウエストの中身は何でしょうか。同じ身長であれば骨格や内臓の大まかなサイズは同じですから，過剰なウエストの中身は脂肪ということになります。図10の写真はウエストの大きい方2人の臍部におけるCT検査の結果です。

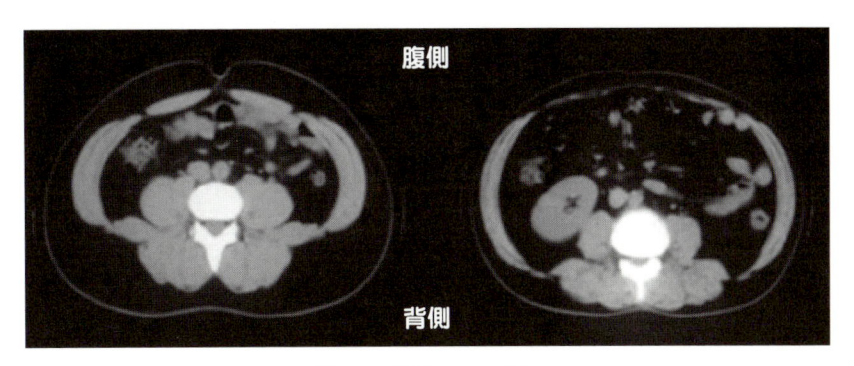

図10 臍部のCT検査

　どちらもウエストの大きい方で，黒く写っている部分が脂肪です。下が背部，上が腹部です。左の方は肋骨の外側に黒い部分が多く，皮下脂肪が増加しています。一方，右の方は肋骨の内側に黒い部分が多く，内臓脂肪が増加しています。左の方は内臓脂肪に比べて皮下脂肪が極端に多く，右の方は逆に皮下脂肪に比べて内臓脂肪が極端に多くなっています。実際にはウエストが大きい方では，皮下脂肪と内臓脂肪の両方が多くなっている場合が大半ですが，個人によりそのバランスは異なります。また男性と女性とでは内臓脂肪と皮下脂肪の割合が異なり，皮下脂肪は男性より女性のほうが多いのが一般的です。メタボリックシンドロームの診断基準は男女とも臍部の内臓脂肪面積が$100cm^2$以上に相当するウエスト周囲長が基本になっています。ウエスト周囲長の診断基準が男性85cmに対して女性90cmと女性のほうが大きいのは，女性では皮下脂肪量も多いため，この分が上乗せになっているためと考えられます。

■脂肪細胞は内分泌細胞でもある

　皮下脂肪とは皮膚のすぐ下の脂肪組織という意味，内臓脂肪とは内臓周囲にある脂肪組織という意味です。どちらも顕微鏡で見ると，「脂肪細胞」という丸い形の細胞がたくさん集まっています。脂肪細胞とは細胞内部に脂肪を蓄えることができる細胞で，言ってみれば脂肪を貯める倉庫の働きをしている細胞です。肥満している方では脂肪細胞の内部に多くの脂肪が貯められていますか

ら，個々の脂肪細胞が大きく膨らんでいます。逆にやせている方の脂肪細胞のサイズは小さくなっています。脂肪細胞はただ脂肪を貯めるだけの細胞と考えられてきましたが，実際には様々なホルモンやホルモンに類似する物質，脂肪の分解産物などを分泌していることがわかってきました。ホルモンを分泌する細胞は「内分泌細胞」と呼ばれます。体の内部からホルモンを分泌する細胞という意味で，その細胞の集まりが内分泌組織です。脂肪細胞は脂肪を貯蔵する細胞であると同時に内分泌細胞でもあり，脂肪組織は甲状腺や副腎などに比べてはるかにサイズが大きく，体内で最大の内分泌組織とも言えます。

■ メタボリックシンドロームの原因は内臓脂肪の増加

　内臓脂肪と皮下脂肪は存在する場所が違いますが，基本的には脂肪細胞の集まりであり，その意味では同じ組織です。ただし，それぞれの脂肪組織から分泌される物質がどのように全身を巡るか，という点に大きな違いがあります。内臓脂肪から分泌された様々なホルモンやホルモンに似た物質はすべて，門脈を通って，最初に肝臓に流入します。一方，皮下脂肪から分泌された物質は静脈を通ってまず心臓に戻ったあとに全身を巡り，門脈は通りません。したがって，内臓脂肪の細胞から分泌された物質は特に肝臓に強く・早く作用しています。

　内臓脂肪の細胞からは肝臓に作用してインスリン抵抗性を引き起こしたり，血圧や中性脂肪を上げたりするような厄介な物質が分泌されています。しかし，それらの物質とは逆にインスリン抵抗性を起こさないようにしたり，動脈硬化を予防したりしてくれるような良い物質も分泌されています。つまりインスリン抵抗性を起こす悪い物質も，起こしにくくさせる良い物質も出ているわけです。ところが，内臓脂肪では脂肪細胞の内部に脂肪が過剰に蓄積されて細胞自体が大きくなると，困ったことに悪い物質の分泌量が増えて，良い物質の分泌量が減少してしまうことが明らかになってきました。したがって，メタボリックシンドロームは，①肥満すると内臓脂肪のサイズが大きくなってウエストが太くなる，②大きくなった内臓脂肪の細胞からはインスリン抵抗性を引き起こ

す悪い物質がたくさん分泌される，③それらの悪い物質は門脈を通って肝臓に強く・早く作用する，という3段階で引き起こされると考えられます．

■まとめ

　メタボリックシンドロームは栄養の貯蓄と消費のバランスが崩れ，そのために複数の異常が起こってくる状態でした．バランスがどう崩れているかと言えば，過食により栄養が過剰に体内に貯蓄され（同化），運動不足により体内に蓄えた栄養を消費する（異化）量が減少している，すなわち同化の過剰と異化の減少です．お金でいえば過剰な貯金と倹約のしすぎですから，貯金をもっと切り崩すこと，何よりも貯めすぎないように注意することが大切です．つまり，過食を控えることはとても重要で，継続的な運動を行って消費をもっと増やすことも大事です．

　最近，メタボリックシンドロームと診断された方は，肝臓の細胞内部にも脂肪が多く貯まることがわかってきました．いわゆる脂肪肝です．本来，肝臓の細胞には脂肪細胞とは異なり，脂肪を貯めるような役割はありません．過剰に蓄積して脂肪肝の状態になるとメタボリックシンドロームの原因になることが明らかになってきたのです．次項では脂肪肝について説明します．

糖尿病人物往来 ❹

京の七条の高利貸しの女

　わが国でもBMIが25を超える肥満者が増加しています。しかし，米国を旅行するとBMIが40を超える超肥満者を多く見かけます。日本とは肥満のスケールが違いますが，どうすればそこまで太れるのでしょうか。私はその理由は膵臓の力にあると考えています。

　超肥満者は筋肉量が多いのではなく，脂肪量が著明に増加しています。脂肪は皮下脂肪組織と内臓脂肪組織の脂肪細胞に蓄積されており，過剰に摂取した栄養は脂肪に変換され脂肪細胞に貯蔵されます。この作用を促進するホルモンがインスリンです。したがって，ドンドン食べてもインスリンがドンドン出てこないと太れません。インスリンをいくらでも出せる，膵臓の力の強い方は，食べれば食べただけ太れます。すなわち超肥満者は膵臓の力が人並み以上に強い人と言えます。欧米人にはこのタイプが多いようです。一方，膵臓の力が弱い人は過食を続けても，これに見合うインスリンの過剰分泌が起こらないため，超肥満に至ることはありませんが，脂肪に変換されないブドウ糖が血中で増加するため，血糖が上昇して糖尿病になってしまいます。日本人はどちらかと言えばこちらのタイプが多いようです。

　ところが，昔の日本にも超肥満者はいました。写真1は平安末期〜鎌倉初期に作成された，『病草紙（やまいのそうし）』に取り上げられている「肥満の女」です。描かれているのは京の七条あたりにいた高利貸しの女性で，非常に裕福で美食大食を重ね，ついには従者にかかえられないと歩けなくなってしまったと記載されています。本人は2人の女性に支えられても苦しそうですが，右の男性はあきれて大きな口を開けて眺めています。また上の女性はわれ関せずと授乳を続けています。なかなか興味深い絵ですが，専門家の中にはこの女性は「クッシング病」または「クッシング症候群」と呼ばれる，副腎から分泌されるコルチゾールが過剰になる疾患ではないかと推測する向きもあります。しかし，私がこれまで多くの「クッシング病」や「クッシング症候群」

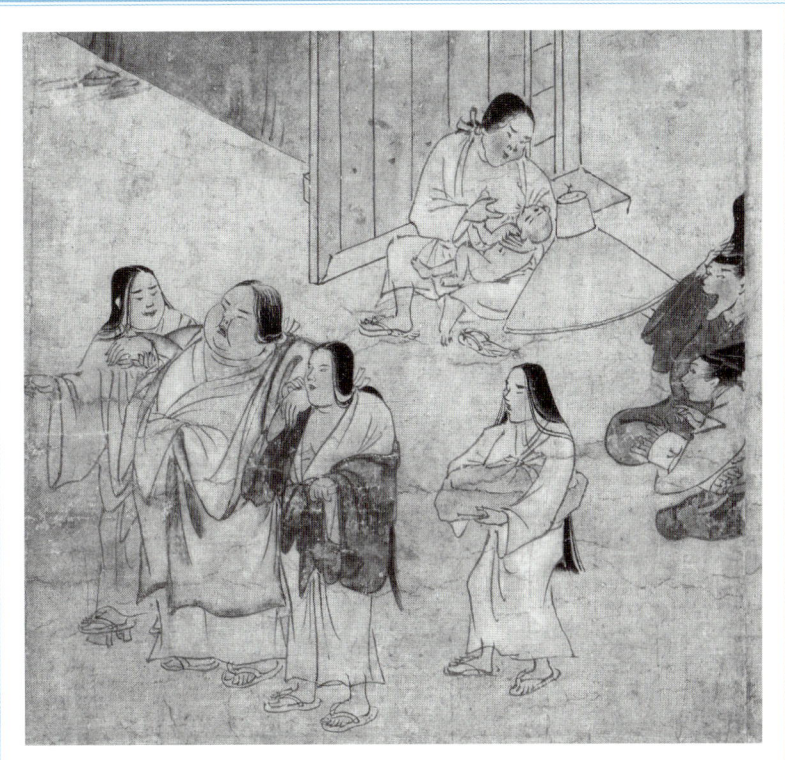

写真1　『病草紙』より「肥満の女」

（福岡市美術館所蔵）

の方を拝見してきた中で，ここまでの超肥満に至るケースの経験はなく，やはりこの人物は米国人と同じタイプの超肥満者ではないかと思います。現代とは異なり，軽い肥満者すら少なかったと思われる当時の日本でなぜこのような超肥満者がいたのか，この女性の遺伝子にはどのような特徴があったのか，美食大食といっても具体的にどのような生活習慣であったのか，興味が尽きません。❖

8 脂肪肝はメタボリックシンドロームのもう1つの原因

■ 超音波検査による脂肪肝の判定

　健診や人間ドックでお腹の超音波検査（エコー検査）を受けた際に、「あなたは脂肪肝ですね」と言われることがあります。超音波検査における脂肪肝の判定は肝臓と腎臓の映り方の違いで判定されます。図11上の写真は正常の方です。画面中央、柿の種のような形に映っているのが右側の腎臓、その上にかぶさるように映っているのが肝臓です。正常の方では肝臓と腎臓の皮質（外側の部分）がほぼ同じ濃さの灰色に見えます。一方、図11下の写真は脂肪肝の方です。明らかに腎臓の皮質は黒っぽく、肝臓は白っぽく映っており、両者の映り方に違いがあります。このように超音波検査では腎臓に比べて肝臓が白っぽく映る、すなわち肝臓と腎臓のコントラスト（灰色の濃さに違いがある）があれば脂肪肝と判定されます。脂肪肝では肝臓が白っぽく映るのはなぜでしょうか。超音波検査では超音波が通過しやすい臓器は黒っぽく映り、通過しにくい臓器は白っぽく映ります。同じ肝臓であっても、中性脂肪が過剰に貯まると超音波が通過しにくくなるため、肝臓が白っぽく映るのです。

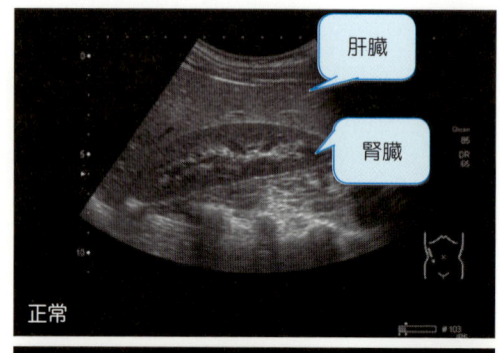

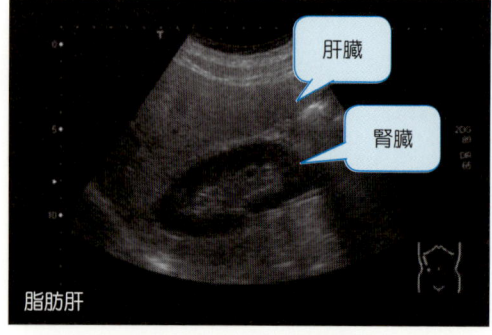

図11　超音波検査による脂肪肝の評価

■脂肪肝の原因は何か？

　脂肪肝の原因は一言で言えば食べ過ぎです。食事中の米飯やパン，麺類などの炭水化物はブドウ糖にまで分解され，小腸から吸収されて門脈を通って最初に肝臓に流入します。肝臓ではこのブドウ糖を取り込み，鎖のように連結してグリコーゲンとして貯蔵します。しかし，肝臓にグリコーゲンとして貯蔵できる量には限りがあり，肝臓全体で70g程度が限界と考えられています。夜間や食間はグリコーゲンがブドウ糖にまで分解されて，肝臓から全身の細胞に供給されています。食べ過ぎの方ではグリコーゲンとして貯蔵できる量以上にたくさんのブドウ糖が肝臓に入ってきます。肝臓ではこの余ったブドウ糖を中性脂肪に変換します。大部分は肝臓から中性脂肪として出てゆき，全身を巡り，やがては全身の脂肪細胞に貯蔵されますが，一部は肝臓の細胞内に中性脂肪として残ります。この量が増えた状態が脂肪肝です。

■脂肪肝になりやすい食事とは

　1日全体の食事エネルギーが多い方は当然，脂肪肝になりやすいのですが，全体のエネルギー量が多くなくても脂肪肝になる場合があります。それは何と言っても「遅くて多い夕食」や「夜食」を摂ることです。このような食事の摂り方は3食の合計エネルギー量が多くなくても脂肪肝になると考えられています。これから動かない時間に多くエネルギーを摂ってあとは寝るだけ，しかも食後2時間以内に寝てしまう，この時点で肝臓のグリコーゲンは満タン状態でこれ以上グリコーゲンとしては貯められません。そうなると，余ったブドウ糖は脂肪に変換するしかありません。脂肪肝と判定された方の大半は満腹感で就寝しています。前夜の遅い時間の過食は翌朝の胃もたれと食欲低下の原因になります。これが朝の欠食や少食を招き，その結果，昼食のドカ食いにつながります。このため，夕食が遅くても耐えられるようになり，遅くて多い夕食が続くという悪循環を引き起こします。

■脂肪肝の精密検査

　これまでの超音波検査では脂肪肝だと判定はできても，その程度を精密に評価することは不可能でした。上腹部CT検査を用いて肝臓と脾臓のCT値を比較して脂肪肝をチェックすることも可能ですが，やはり精密検査はできません。ところが，15年ほど前にMRIの検査装置を応用して脂肪肝を精密検査する方法（^{1}H-MRS）が開発され，徐々に世界中に広まってきました。日本では聖マリアンナ医科大学や順天堂大学など一部の大学病院で検査が可能です。ただし，まだ保険適用になっていないため大々的に検査を行える環境ではありません。測定の原理を解説すると難しくなるので割愛しますが，簡単に言えば，肝細胞に多く含まれる水分量と脂肪量を同時に測定し，その比率で脂肪肝の程度を評価しています。図12は実際の検査結果です。脂肪肝の有無にかかわらず，肝細胞の水分量は一定です。図12上は正常の方ですが，水を表す波の高さに比べて，脂肪を表す波の高さがとても低いことがわかります。水分＋脂肪の曲線下面積の合計量を100％とした場合，この方の脂肪の曲線下面積の割合は約2％です。

　一方，図12下は脂肪肝の方です。脂肪を表す波の高さがとても高いことが一目瞭然です。この方の脂肪の曲線下面積の割合は30％程度です。では何％以上が脂肪肝なのでしょうか。残念ながら，そのような診断基準はまだ決められていませ

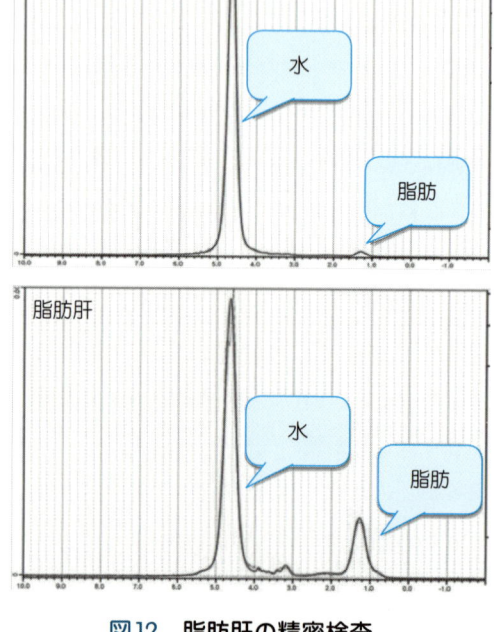

図12　脂肪肝の精密検査

ん。現在，私達はこの値を超えたら脂肪肝だという診断基準を設定するための検討を行っています。基準値が決められ，本検査法が保険適用になれば日本中で脂肪肝の検査が一気に広まるかもしれません。

■脂肪肝もインスリン抵抗性の原因

　肝臓は血糖を調節している最も大切な臓器ですが，肝臓の細胞内部に脂肪が過剰に蓄積すると肝臓がインスリン抵抗性に陥ってしまいます。現在，この機序について世界中で研究が進められています。これまでの検討では，脂肪肝は運動療法では減りませんが，食事療法を真面目に行うとわずか2週間でも20～30％は減少し，これに伴って肝臓のインスリン抵抗性は明らかに改善することがわかっています。2週間程度の食事療法では内臓脂肪はまだわずかしか減っていませんし，それらの内臓脂肪組織の脂肪細胞から分泌される物質もほとんど変化していないにもかかわらず，脂肪肝の20～30％の減少によって肝臓のインスリン抵抗性が改善することから，脂肪肝もインスリン抵抗性の大きな原因であることがしだいに明らかになってきました。

　食事の改善を開始して数週間レベルで最初に変化するのは脂肪肝で，真面目に食事療法を継続していると数カ月レベルで内臓脂肪も減ってきます。体内の脂肪の変化にはこのような順序があると考えられます。食事療法を開始した方から，「最初は体重が2～3kg減って順調だったのに，最近は減量のペースが止まってしまった」というお話をよく聞きますが，がっかりすることはありません。体重減少の程度がわずかでも，真面目に食事療法を継続していれば，脂肪肝は確実に減少しているはずです。脂肪肝が30％減ったとしても肝臓内部の脂肪ですから，重さにすればわずかな変化です。しかし，重さはわずかでも，割合にすれば相当の減少です。そしてこの程度の減少でもインスリン抵抗性は確実に良くなります。減量の目標を高く持たず，現体重の5％程度の減量でもメタボリックシンドローム対策には効果があると考えるべきです。

9 2型糖尿病のまとめ

2型糖尿病の原因は以下の2つでした。

①インスリン追加分泌の遅延
　膵臓から食後に分泌されるインスリンの出方が遅い
②インスリン抵抗性
　肝臓や筋肉でのインスリンに対する感受性が低い

それぞれについて説明しましたが，これらをまとめて考えてみましょう。

■インスリン追加分泌の遅延

　これは遺伝的な膵臓の体質でした。食後に素早く，大量に分泌されるべきインスリンの出方が遅いというものです。食前のインスリンは正常値であって，低くありません。食後のインスリンの最高値も決して低くありません。健康な方と同じ程度です。ただ，食直後に出てくるインスリンの立ち上がりが遅いというだけで，これをインスリン追加分泌の遅延と呼びました。自分の追加分泌が遅いかどうかを検査するには75gブドウ糖負荷試験を行って，「インスリン分泌指数(insulinogenic index)」を計算すれば，簡単に判定できます。インスリン分泌指数は，75gのブドウ糖飲用前(空腹時)と飲用後30分の血糖とインスリンを測定し，下記の式で評価します。

$$インスリン分泌指数 = \frac{30分後のインスリン値 - 負荷前のインスリン値}{30分後の血糖値 - 負荷前の血糖値}$$

　インスリン分泌指数が0.4未満であれば，インスリン追加分泌の遅延と判定します。これは日本人には多い体質で，4～5人に1人程度の割合だと推測す

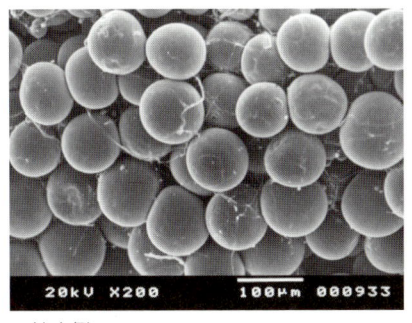

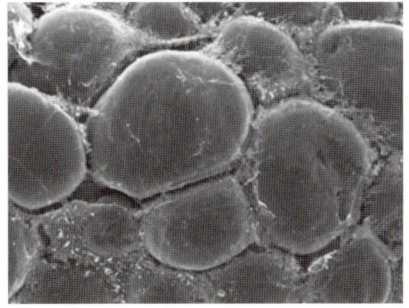

a 健康例　　　　　　　　　　　　　　　**b** 肥満例

図13　内臓脂肪細胞の電子顕微鏡写真

（佐賀医科大学　杉原 甫 名誉教授のご厚意による）

る専門家もいます。私が勤務している大学の学生200名を対象に行った検討でも5人に1人の割合でした。ただし、インスリン追加分泌の遅延だけでは2型糖尿病は発症しません。正常または境界型で踏みとどまっている方が多数おられます。もう1つの原因であるインスリン抵抗性が加わらない限りは、2型糖尿病にはならないのです。

■ インスリン抵抗性

　インスリン抵抗性には遺伝的要因と環境的要因の2つが関与しており、特に環境的要因、すなわち生活習慣上の問題が大きなウエイトを占めています。中でも過食による肥満と慢性的な運動不足が大きな因子ですが、何と言っても肥満が最大の原因と考えられています。図13は内臓脂肪組織を走査電子顕微鏡で撮影したもので、**a**が非肥満の健康例、**b**がメタボリックシンドロームと診断された肥満例です。

　内臓脂肪が過剰蓄積している肥満者では内臓脂肪細胞の直径が健康例の2倍程度の大きさに肥大し、細胞間のすきまがなく密集していることがわかります。このように肥大化した内臓脂肪細胞から、インスリン作用を妨害する物質が多く分泌され、これがインスリン抵抗性を惹起する原因になっています。

　肥満がインスリン抵抗性をもたらすもう1つの原因は脂肪肝でした。脂肪肝

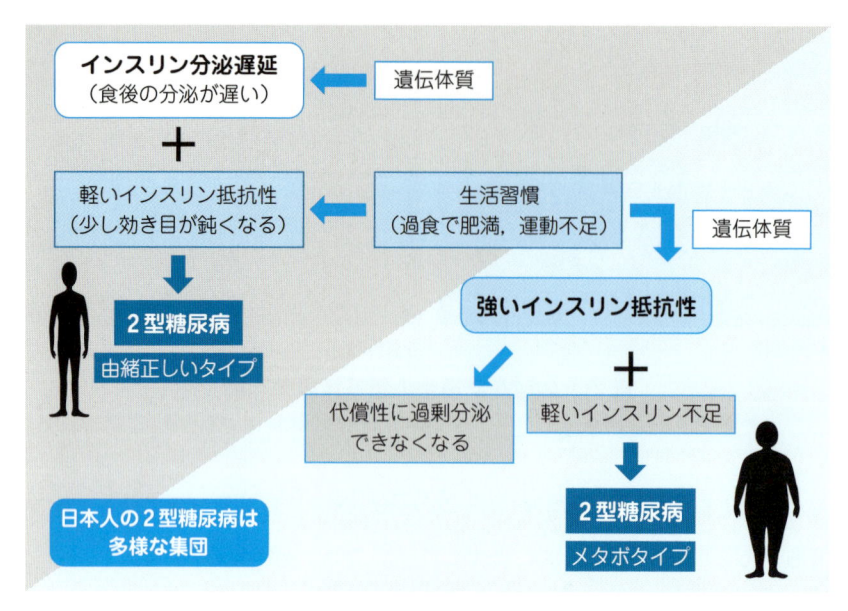

図14 日本人の2型糖尿病の発症には2つのタイプがある

は肝細胞の内部に過剰に脂肪が蓄積した状態です。脂肪肝は肝細胞の内部からインスリンの作用を強く妨害しています。私達の検討では，血液検査で肝機能検査の項目が正常，かつ見かけ上肥満がなくても脂肪肝と判定される方もおられることがわかってきました。このような「隠れ脂肪肝」もインスリン抵抗性の原因になっているようです。

■ 2型糖尿病の3つのタイプ

　以上に述べたことをまとめて考えると，図14のように日本人の2型糖尿病には2つのタイプがあります。第一のタイプは，肥満はない，むしろやせている場合もある，そしてインスリン追加分泌が遅延している，糖尿病の家族歴がある，このような方です。インスリン追加分泌の遅延のみでは2型糖尿病には至りません。しかし，体重がベストなときより少し増加した，あるいは，よく動いていたときに比べて運動量が少し減った，このような原因で軽いインスリ

ン抵抗性になったことが加わると，2型糖尿病に進行します。

　第二のタイプはメタボリックシンドローム，またはその疑いありと指摘された強いインスリン抵抗性を呈する肥満型の方です。このような方も初期には正常か境界型で踏みとどまっています。それは強いインスリン抵抗性があっても，膵臓がそれを代償すべく余分にインスリンを分泌してくれるため，血糖が糖尿病のレベルまでには上昇しないからです。しかし，肥満や運動不足を放置して，強いインスリン抵抗性が長期間持続すると，膵臓はしだいに疲弊してインスリンを余分には出せなくなります。その結果として，以前の状態に比べて軽いインスリン不足になると，2型糖尿病に至ります。また糖尿病には至らず境界型程度でとどまったとしても，先に動脈硬化が進行して心筋梗塞や脳梗塞を起こす場合もあり，その後に2型糖尿病が発症するケースもあります。

　さらに2つのタイプを合わせたハイブリッドタイプの方もおられます。すなわち肥満があり，2型糖尿病の家族歴もあるような場合です。このような方は最初からインスリン追加分泌の遅延＋インスリン抵抗性の両方の因子を併せ持っている可能性が高く，生活習慣のバランスが少し乱れると，容易に2型糖尿病が発症すると考えられます。

■タイプに応じた予防・治療が大切

　75gブドウ糖負荷試験から計算したインスリン分泌指数が0.4未満の方は，食後の血糖上昇とインスリン上昇のタイミングがずれています。そこでまず食事をゆっくり食べること，さらに食事の前半に野菜や海藻，キノコなど食物繊維を多く含む食材をしっかり摂ることが大切です。これにより，食後の血糖がゆっくり上昇し，遅れて出てくるインスリンとタイミングが接近します。その結果，食後血糖は改善しますし，膵臓の負担も軽減されます。もう一つ大切なことは，わずかな体重増加や運動不足に注意することです。肥満まではいかなくても体重が少し増える，運動量が少し減ると，軽いインスリン抵抗性をきたします。インスリン初期分泌低下＋軽いインスリン抵抗性から2型糖尿病が発症します。体重が少し増えたと言っても肥満までは至っていないから大丈夫，

と軽く考えないようにしましょう。

　メタボリックシンドロームの方は何と言っても肥満の解消，特に脂肪肝を減らすことが大切です。脂肪肝を減らすコツは，①遅くて多い夕食に注意する，②夜食を摂らない，③軽い空腹感で寝るのに慣れる，この3項目です。それに加えて，早食いとドカ食いに気をつけます。インスリン追加分泌の遅延がなくても，食事はゆっくり摂りましょう。これらも脂肪肝改善，内臓脂肪減少に有効です。脂肪肝は現在の体重が3～5％減少するだけで，確実に改善します。無理な減量目標を立てないで，リバウンドが起こらないように，マイペースでこの程度の減量とその維持をめざします。また，スポーツジムや歩行など，まとまった運動時間を取れればベストです。時間の余裕のない方は洗濯や調理などの家事や仕事中の立ち時間，歩く時間を少しでも増やし，1日の身体活動量（とにかく体を動かす量）の増加につとめます。わずかな量でも積み重なると効果があります。このような生活を継続すると，内臓脂肪も減少してきます。ハイブリッドタイプの方は上に述べたことをすべて取り入れてみます。

　食事療法とか運動療法とか言いますが，食事や運動に「療法」という言葉が付くのはおかしなことです。食事も運動も生活そのものです。私たちは体が資本です。療法などと構えず，体を手入れするつもりで，賢い食事と運動をマイペースで続けていきましょう。

糖尿病人物往来 5

藤原家は糖尿病家系

　写真1の切手は平成6年に日本初の「国際糖尿病会議」が神戸で開催されたことを記念して発行されました。左上の平安貴族は藤原道長，右下の6角形はインスリンの結晶を表現しています。藤原道長は10世紀後半から11世紀始めの藤原氏全盛時代に君臨した，正に貴族中の貴族です。道長が糖尿病で苦しんだことはよく知られています。藤原氏一門につらなる藤原実資（さねすけ）の日記『小右記』には，道長が昼夜の別なく多量の水を飲んでいたこと，背中のおできがなかなか治らなかったこと，足の感覚が低下していたことが記されています。また道長自身の日記『御堂関白記』にも2〜3尺先の人の顔がよく見えなかったことが記載されています。これらの日記から道長は糖尿病の末期状態で，糖尿病網膜症や末梢神経障害を合併していたことがわかります。このように糖尿病であったことが詳しく記述されたわが国最初の人物が道長です。それゆえに，日本で初めて開催された糖尿病に関する国際学会の記念切手に取り上げられたわけです。

　図1は道長を中心とする家系図で，主な人物のみを挙げています。摂政・関

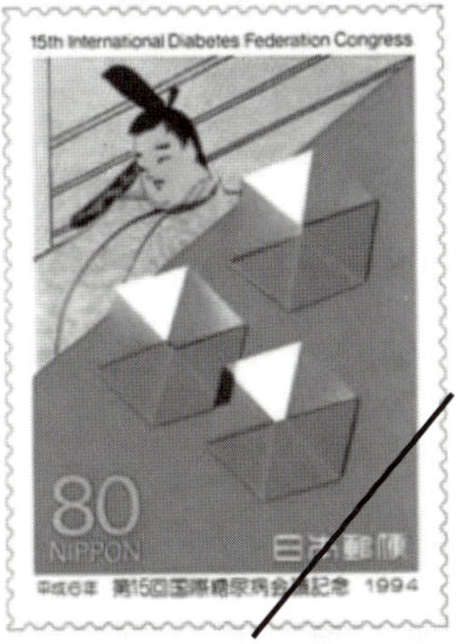

写真1

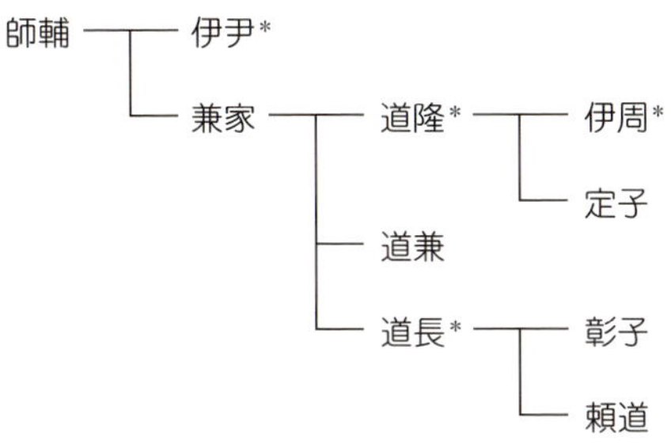

図1　道長を中心とした家系図
（主な人物のみ，＊は糖尿病を発症した人物）

白であった父の兼家（かねいえ）の後は長男の道隆が藤原一門のトップとして摂政・関白に就任します。道隆の長女，定子（ていし）は一条天皇の中宮となった女性で，清少納言はこの定子に仕えていました。道隆が活躍していた頃は嫡男の伊周（これちか）と中宮定子に最も陽のあたる時期でした。ところが道隆は43歳で死去し，後を継いだ弟の道兼（みちかね）も35歳で死去します。こうして道長に運が巡ってきました。道長の嫡男の頼道（よりみち）は宇治の平等院を建てた人物，長女の彰子（しょうし）はやはり一条天皇の中宮になり，後の後一条天皇と後朱雀天皇を出産します。彰子に仕えていたのが紫式部です。

　道長の一族には糖尿病と思われる人物が多く，前述の長兄道隆に加え，甥の伊周は37歳，叔父の伊尹（これただ）は49歳で死去しており，いずれも糖尿病であったと考えられています。次兄の道兼が糖尿病であったか否かは不明ですが，35歳でやはり夭逝しています。道長自身は62歳で死去しており，糖尿病であったわりには比較的長生きしたほうです。上流貴族の過食と運動不足の生活は現代人の日常生活そのものです。しかし平安貴族が飽食であったとしても，現代の食生活とはかなり異なります。確かに野菜類などの食物繊維は少なかったようですが，同時に動物性の油や蛋白質も少なく，精製されたお砂糖もなかったはずです。食べる早さもゆっくりだったと思います。したがって，私は現代の食生活のほうが問題が多いと考えており，日頃の食生活を根本的に見直す必要があると感じています。❖

10　血糖異常はあらゆる疾患の原因

■糖尿病の三大合併症と動脈硬化症

　糖尿病のタイプを問わず，血糖異常が持続すると，無症状のままに図15に示すような様々な合併症が起こってきます。特に網膜症，腎症，神経障害は糖尿病の三大合併症とされ，主として細い血管の障害が原因となるため，細小血管障害（microangiopathy：ミクロアンギオパチー）と呼ばれます。糖尿病網膜症は長らく成人失明原因の第1位でした。現在は緑内障が第1位，網膜症は第2位になりましたが両者の差はわずかで，失明の大きな原因であることに変わりはありません。

　糖尿病では網膜症のほかにも，様々な眼科的な合併症があります。特に，血管新生緑内障と黄斑変性は視力低下と失明の原因になる難治性の合併症です。また高血糖を放置していると30歳代からでも白内障が起こってくる場合もあります。

　糖尿病腎症は現在でも透析療法に至る疾患の第1位です。腎移植による治療法もありますが，血糖管理が不十分であれば移植された腎臓が再び糖尿病腎症になる可能性があります。

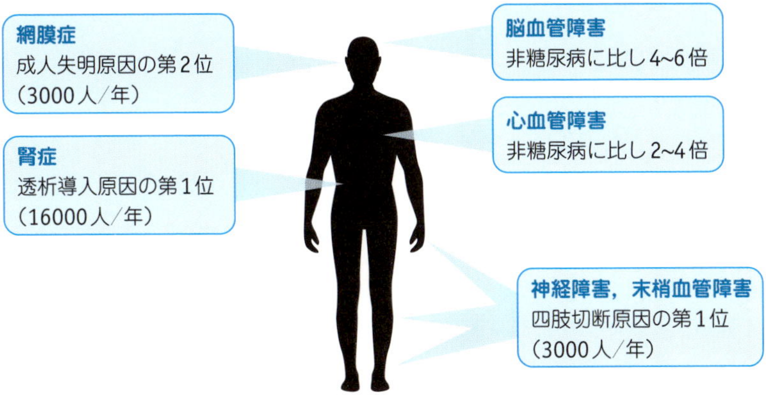

網膜症
成人失明原因の第2位
（3000人／年）

腎症
透析導入原因の第1位
（16000人／年）

脳血管障害
非糖尿病に比し4～6倍

心血管障害
非糖尿病に比し2～4倍

神経障害，末梢血管障害
四肢切断原因の第1位
（3000人／年）

図15　無症状のままに合併症や他の疾患が発症

糖尿病性の神経障害は主に末梢神経、特に知覚神経と自律神経の障害が中心です。知覚低下から痛みを感じにくくなると外傷時にも気が付きません。自律神経障害から皮膚の発汗機能低下をきたすと皮膚の乾燥、亀裂を生じやすくなります。これらの状態になると、小さな外傷から容易に細菌感染をきたし、短期間に重症化して皮膚潰瘍や壊疽が起こることがあります。抗菌薬や消毒薬などの保存的治療やデブリドマンによる壊死組織の除去などで改善しない場合は切断手術を余儀なくされる場合も少なくありません。

　三大合併症に対して、脳血管障害や心血管障害は主に太い血管の動脈硬化が原因であり、大血管障害（macroangiopathy：マクロアンギオパチー）と呼ばれます。動脈硬化は糖尿病でなくても起こりますが、糖尿病があると発症、進行が早くなること、重症化しやすいことが知られています。

■認知症や悪性腫瘍も血糖異常で起こる

　どうして異常な高血糖状態が持続すると、合併症が起こるのでしょうか。簡単に考えると、高血糖になると細胞内部にブドウ糖（グルコース）が過剰に流入するからです。肝臓や筋肉の細胞はブドウ糖を鎖状に連結し、グリコーゲンとして貯めることができました。しかし、それ以外の細胞はこれができません。すべての細胞はブドウ糖を材料にしてATPを産生しています。ATPは細胞にとってエネルギー源となる物質でした。したがって、細胞が生きていくために必要なATPが産生できる程度のブドウ糖があれば十分です。ところが、これらの細胞は、高血糖によりブドウ糖が過剰に入ってきても、これ以上は不要だからといって細胞外にブドウ糖を放出することができません。細胞内でブドウ糖をすべて処理せざるをえないのです。そうなると、ATPを産生する通常の代謝経路以外の処理経路で無理にブドウ糖が代謝され、異常な代謝物が産生されます（図16）。これらは細胞にとって必要なものではなく、むしろ有害な作用を起こすことが多いため、結果的に細胞の機能が障害されたり、細胞が癌化したり、細胞自体が死滅することになります。

　そのため、高血糖が持続すると様々な細胞で異常をきたし、図17のように多

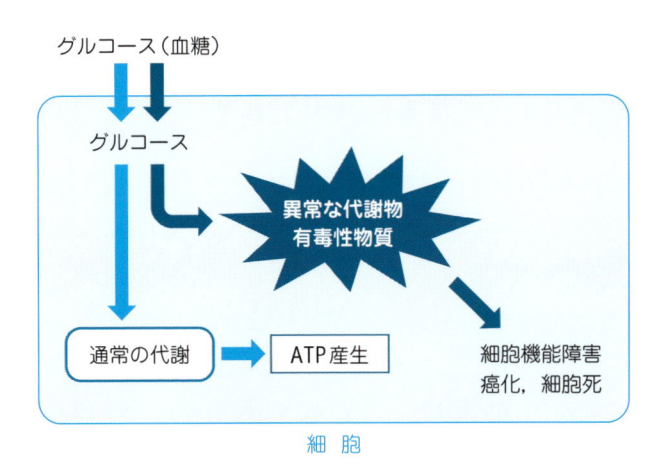

```
        グルコース（血糖）
              ↓↓
     ┌──────────────────────────────┐
     │    グルコース                 │
     │       │    ┌──────────┐      │
     │       │    │異常な代謝物│      │
     │       ↓ ┌→│有毒性物質 │      │
     │       │ │  └──────────┘      │
     │       ↓ │         ↓           │
     │  ┌────────┐→┌──────┐  細胞機能障害│
     │  │通常の代謝│ │ATP産生│  癌化，細胞死│
     │  └────────┘  └──────┘              │
     └──────────────────────────────┘
                   細　胞
```

図16　過剰なグルコース流入が細胞機能を障害

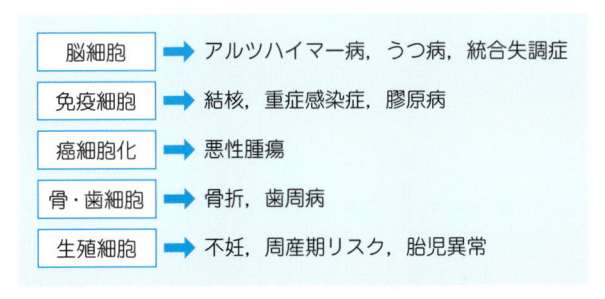

脳細胞	→	アルツハイマー病，うつ病，統合失調症
免疫細胞	→	結核，重症感染症，膠原病
癌細胞化	→	悪性腫瘍
骨・歯細胞	→	骨折，歯周病
生殖細胞	→	不妊，周産期リスク，胎児異常

図17　糖尿病は多くの疾患の発症を促進する

彩な疾患が起こる原因になります．これらの疾患は糖尿病でない方にも起こりますが，糖尿病になるとさらに起こりやすくなると考えられています．まさに糖尿病は万病のもとです．血糖が著明に上昇すると口渇感や多飲・多尿，体重減少をきたし，全身倦怠感や疲れやすさを自覚します．食前血糖が200mg/dL以下，食後血糖が300mg/dL以下の軽い糖尿病であれば，このような自覚症状は現れない場合が多く，検査しない限り，糖尿病とはわかりませんが，そのような軽い糖尿病状態であっても，合併症は確実に発症，進行します．したがって，血糖をしっかりコントロールする目的は，まだ起こっていない多くの疾患を未然に防ぐことにあるのです．

糖尿病人物往来 ❻

北原白秋と合併症

　写真1の北原白秋は明治18年生まれで本名を隆吉（りゅうきち）といいました。北原家は代々、柳川藩ご用達の海産物問屋で屋号を「油屋」と呼んでいましたが、白秋の父の代からは酒造業も手がけるようになりました。当時、柳川では大きい坊やを「トンカジョン」と呼び、白秋は「油屋のトンカジョン」として大切に育てられました。中学時代から文芸雑誌を愛読し、地元の新聞社の歌壇に投稿するようになり、友人たちと回覧雑誌を作って詩歌散文の創作に熱中します。白秋の父は長男である彼を油屋の後継者として期待していましたが、中央の文壇に出ることを夢見ていた白秋は上京して早稲田大学予科に入学します。若山牧水、土岐善麿、石川啄木、木下杢太郎、吉井勇、与謝野鉄幹・晶子らと親しく交友し、やがて早稲田を中退して本格的な詩人への道を歩み始めます。その後は順調に国民的詩人としての地歩を築いていきますが、彼の人生に大きく立ちはだかったのが糖尿病でした。

　52歳のときに糖尿病網膜症による眼底出血を起こし、神田駿河台の杏雲堂医院（現在の杏雲堂病院）に入院します。しかし退院後も視力は回復せず、自宅に引きこもりがちで、夫人に口述筆記をしてもらう日々が続きます。それでも創作活動は衰えることなく続けられますが、56歳の頃には糖尿病腎症が悪化して歩行も困難になりました。昭和17年、57歳の2月に慶応病院に入院、ついで3月に杏雲堂医院に入院しましたが、11月に自宅で亡くなりました。一般的に高血糖を10～15年間放置すると重症の糖尿病網膜症や糖尿病腎症に至る可能性が高くなりますので、おそらく白秋は40歳頃には既に糖尿病を発症していたのではないでしょうか。白秋が永眠した昭和17年、この時期既に欧米ではインス

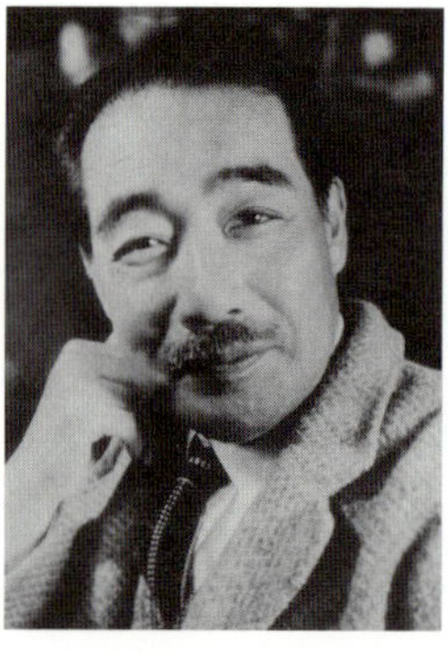

写真1
（北原白秋生家記念財団所蔵）

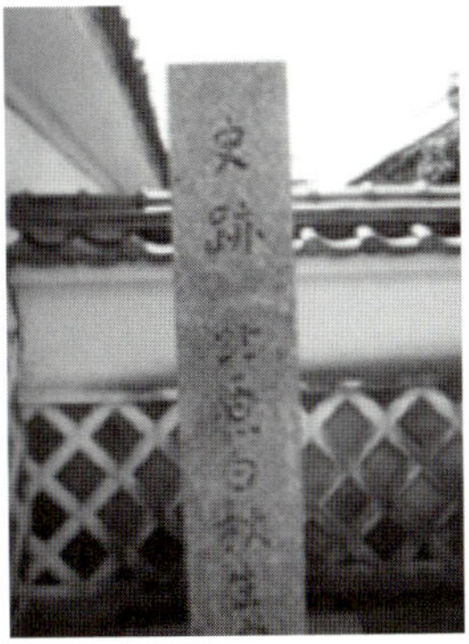

写真2　　　　（筆者撮影） 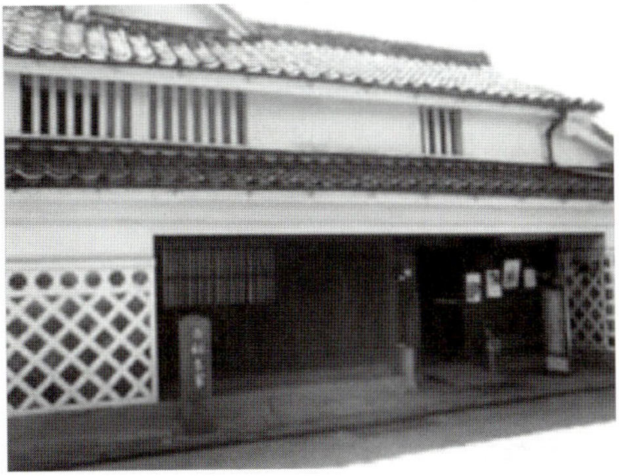　写真3　　　　　　　　　　　　　（筆者撮影）

リン注射製剤が使用されていましたが，日本ではインスリンはもとより経口糖尿病薬すらありませんでした．当然，腎不全に対する透析治療もまだ行われていません．白秋がどのような治療を受けていたかは不明ですが，漢方薬には高血糖や腎障害を少し改善するものがありますので，それらを内服していたのかもしれません．しかし，結果的には重症の合併症をきたしているのですから，著明な高血糖が持続していたものと思われ，死因は腎不全による尿毒症と多臓器不全と推測されます．黒メガネをかけ，かすんだ視力で足の痛みやしびれ，全身のむくみに耐えながらの生活はさぞつらかったことと思います．それにもかかわらず，数多くの素晴らしい詩歌を残した白秋の精神力と創作への情熱に深い感動を覚えます．白秋は亡くなる直前まで故郷柳川を心から愛し，誇りにしていました．復元された柳川市の生家には明治初期の雰囲気がよく残されており，白秋の思いが伝わってくる資料が数多く展示されています（写真2，3）．❖

11 妊娠糖尿病って何？

2010年から妊娠糖尿病（GDM：gestational diabetes mellitus）の診断基準が国際統一され，世界共通のものになりました。日本でも新しい国際基準で妊娠糖尿病と診断される方が増えています。ところが，「妊娠糖尿病」は真の糖尿病ではありません。「妊婦さんの境界型」，すなわち正常と糖尿病の中間段階で，糖尿病予備群と言うべき状態です。まだ本物の糖尿病ではないのに，あえて糖尿病という言葉を付けているのはなぜでしょうか。

■わずかな血糖上昇が問題になる理由―その1

通常の健診やドックで糖尿病の予備群や境界型と診断されても，深刻に受けとめる方はほとんどいません。大多数の方はもう少し歩くようにしよう，お酒を少し減らそう，もう少し食べ過ぎに注意しよう，などと考えるだけです。それすら考えない方もいます。妊娠糖尿病もまだ本物の糖尿病ではなく，正常より少し血糖が高いだけの状態ですから，あまり気にする必要はないと考えられがちです。しかし妊娠中のわずかな血糖上昇が問題になる理由が2つあります。

図18は妊娠糖尿病と診断された女性が出産後に2型糖尿病に移行する

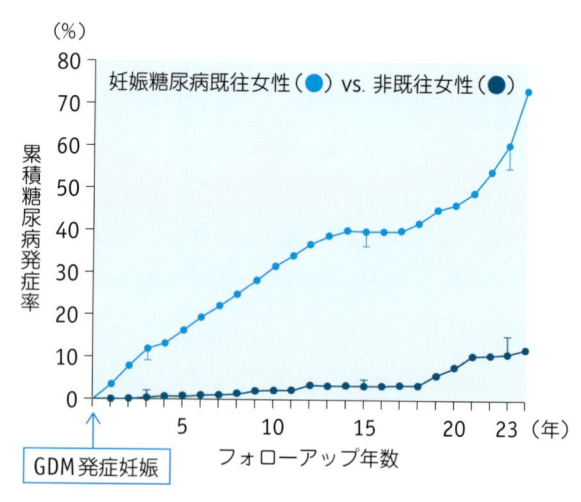

図18 妊娠糖尿病は2型糖尿病に移行しやすい

（Reece EA, et al, ed：Diabetes mellitus in pregnancy. 2nd ed. Churchill Livingstone, 1995, p389-97.より引用・改変）

率がどの程度なのかを，米国で20年以上にわたって調査した結果です。正常だった妊婦の集団と比較して，妊娠糖尿病であった集団では2型糖尿病の発症が明らかに高率です。したがって，妊娠糖尿病は出産後に本物の2型糖尿病に移行する率が高い，というのが1つ目の理由です。

■ わずかな血糖上昇が問題になる理由—その2

2つ目の理由は，妊娠中から出産時にかけて様々な合併症が母体と児の両方に起こりやすいことです。欧州を中心に行われた大規模な調査から，妊娠糖尿病の集団では妊娠高血圧，羊水過多，流早産，分娩時の産道損傷，帝王切開術の施行率，4000gを超える巨大児出産，新生児の低血糖，新生児集中治療室の入室率などが明らかに高率であったことが判明しました。特に巨大児出産と新生児低血糖はよく経験されますが，この理由は胎児のインスリン分泌にあります。

図19は胎盤を介する妊婦側から胎児側への栄養物の動きを示しています。図19左側のように，ブドウ糖（グルコース）やアミノ酸，中性脂肪などの栄養物は胎盤を通過して胎児側に流れていきますが，インスリンやグルカゴンなど

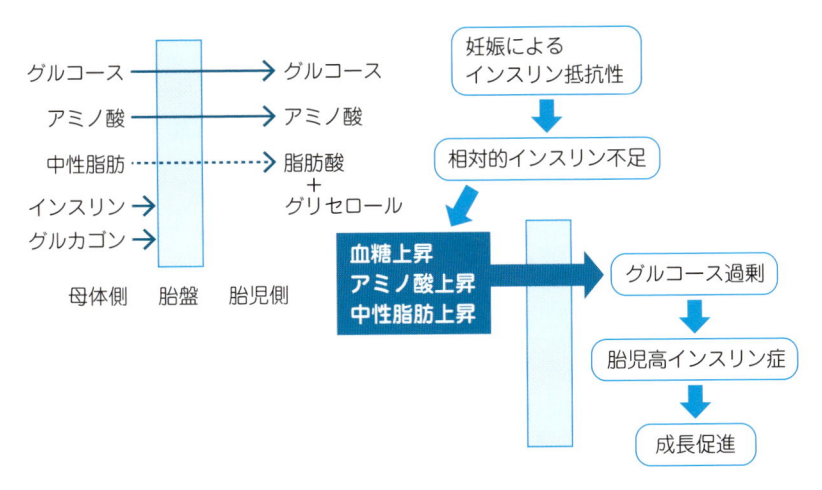

図19　なぜ巨大児と低血糖が生じるのか

のホルモンは胎盤を通過できません。また，図19右側のように，女性は妊娠するとインスリンの効き目が少し低下して，インスリン抵抗性をきたします。これはすべての妊婦に共通する変化です。膵臓に余裕があればインスリン抵抗性になっても，インスリンを余分に分泌できるため妊娠糖尿病にはなりません。しかし膵臓に余裕がなければ，相対的なインスリン不足となり血糖が少し上昇します。これが妊娠糖尿病です。インスリンは血糖以外にもアミノ酸や中性脂肪の代謝も調節しており，相対的なインスリン不足はこれらも少し上昇させます。そして胎盤を通過して胎児側に過剰な栄養物が流れていきます。胎児が母体内で成長してインスリンを自分の膵臓から分泌できるようになると，栄養過剰の状態に対応してインスリンを過剰に分泌します。その結果，胎児の血糖は正常になりますが，インスリンは本来，体内に栄養を蓄えて血や肉を増やし，体を大きくさせる同化ホルモンでした。したがって，胎児は自分で自分を大きくさせる結果，巨大児になります。また出産直前までインスリンを過剰に分泌しているため，母親から高い血糖が流れてきた状態が出産により急に遮断されると低血糖が起こります。これが出産時の新生児低血糖です。

■妊娠糖尿病のスクリーニング

図20は日本産科婦人科学会が推奨するスクリーニング方法です。最初のスクリーニングは妊娠と診断された時点での食後血糖の検査です。血糖値が95mg/dLを超えると異常と判定され，診断基準（次項）に基づいて妊娠糖尿病かどうかを判定します。この95mg/dLというのは非常に厳しい基準だと思います。また94mg/dL以下で正常と判定されても，24〜28週の妊娠中期で食後血糖が100mg/dLを超えると異常と判定されます。医療機関によってはこの時期に50gのブドウ糖負荷試験を行って1時間後の検査で140mg/dLを超えれば異常と判定する場合もあります。いずれの場合も，異常と判断されればさらに75gブドウ糖負荷試験を行って，詳しく調べます。

1. 妊娠初期に随時（食後）血糖を検査

   > 95mg/dL以上 ➡ 75gブドウ糖負荷試験
   > 94mg/dL以下 ➡ 中期の検査へ

2. 妊娠中期（24〜28週）に検査（随時血糖または50g糖負荷）
   （初期検査で随時血糖正常例，または75gブドウ糖負荷試験正常例）

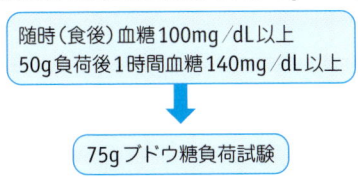

   > 随時（食後）血糖100mg/dL以上
   > 50g負荷後1時間血糖140mg/dL以上
   >
   > ⬇
   >
   > 75gブドウ糖負荷試験

3. 介入例は分娩後6〜12週で75gブドウ糖負荷試験

図20　妊娠糖尿病のスクリーニング

■妊娠糖尿病の国際診断基準

　このようなスクリーニング法で異常と判定された方には，妊娠糖尿病か否かを正確に診断するために75gブドウ糖負荷試験が行われます。妊娠糖尿病の判定基準は妊婦以外を対象とする通常の診断基準とはまったく異なる厳しい数値になっています。朝食前の空腹時血糖が92mg/dL以上，1時間血糖が180mg/dL以上，2時間血糖が153mg/dL以上のいずれか1項目を満たすと妊娠糖尿病と診断されます。ただし，妊婦以外を対象とする通常の診断基準に該当した場合は，HbA1c 6.5％未満であれば「ハイリスク妊娠糖尿病」，6.5％以上なら「糖尿病」と診断されます。

■妊娠糖尿病と診断されると

　新しい国際基準で妊娠糖尿病と診断される率は，欧州や日本では全妊婦さんの10％以上と推測されています。肥満者が特に多い米国では30％程度との推測もあります。妊娠中は糖尿病に対するすべての経口薬の安全性が確認されていないため，使用できません。食事療法で血糖が正常化しない場合はインスリン注射を開始します。インスリン注射の開始をお話するとショックを受ける方

も少なくありませんが，ほとんどの方は生まれてくる赤ちゃんのために頑張ろうと気持ちを切り替えて治療を開始されます。妊娠糖尿病は肥満者ほど起こりやすいとは限りません。日本人は人種的にインスリンを分泌する力が欧米人と比べて低いと考えられています。したがって，肥満していない方でも妊娠により軽いインスリン抵抗性になると，余分にインスリンを分泌できないため妊娠糖尿病に至る可能性があります。妊娠が判明した時点で早目に血糖検査を受けることを頭に入れておきましょう。また，妊娠糖尿病であった場合は出産後の介入，指導が必要かどうかを判断するために，出産後6～12週の期間に75gブドウ糖負荷試験の再検査が推奨されています。

第2章

検査を理解してもらう

1 尿糖検査の活用

■尿糖とは

　尿糖とは文字通り尿中に含まれるブドウ糖のことです。1つの腎臓には濾過装置の役割を果たしている糸球体が約100万個，両側の腎臓で約200万個も備わっています。糸球体で濾過された液体を原尿と呼びますが，この中には体外に排泄すべき老廃物以外にも蛋白質やブドウ糖など体に必要な物質が含まれています。原尿が尿細管を通過する間に，体に必要な物質は再吸収されて血液中に戻されます。すなわち，尿細管は不要物と必要物を取捨選択しているのです。原尿中のブドウ糖は必要物ですから尿細管で大部分が再吸収されますが，吸収しきれないわずかなブドウ糖は尿糖として尿中に排泄されます。したがって，健康人でも尿中に含まれるブドウ糖量は厳密にはゼロではありません。その量はおおむね20mg/dL未満（尿100mL中に含まれるブドウ糖が20mg未満）です。一般の尿糖試験紙の感度は20mg/dL程度ですから測定結果は陰性になりますが，陰性＝ゼロという意味ではありません。

■自宅で簡単に検査可能

　尿糖検査は自宅でも簡単にできます。図1は薬局で市販されている尿糖試験紙ですが，1回ごとの使い捨てで，測定後はそのままトイレに流せるタイプもあります。試験紙1枚当たりの費用は20～30円程度です。測定するときは尿糖試験紙を尿に浸し，所定時間後に試験紙の色の変化を容器に貼り付けられている色調表（色

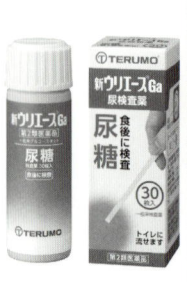

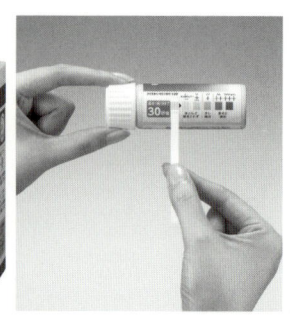

図1　尿糖試験紙（新ウリエース®Ga）

（提供：テルモ株式会社）

見本) と比較して判定します。また使い捨ての試験紙ではなく，何回も測定できる体温計に似た尿糖測定器具も発売されています。

■ 尿糖排泄閾値とは

　ブドウ糖は大切なエネルギー源ですから，原尿中のブドウ糖は尿細管で再吸収されて血液中に戻されます。ところが，血糖が上昇すると原尿中のブドウ糖量も増加し，この量が尿細管で再吸収できる量を超えてしまうと尿中にブドウ糖を逃がしてしまうため，尿糖が陽性になります。このように，それ以上血糖が上がると尿にブドウ糖が漏れてしまう限界の血糖値を「尿糖排泄閾値」と呼びます。尿糖排泄閾値には個人差がありますが，おおむね160〜180mg/dL程度です。図2は軽い糖尿病の例です。点線が170mg/dLの位置に引いてありますが，これが本例の尿糖排泄閾値です。血糖がこれ以上に上昇すると尿糖が陽性になることを意味します。本例の場合は食前に検査すると陰性ですが，食後に検査すると陽性になります。健常人は食前血糖が80〜100mg/dL，食後2時間血糖でも140mg/dL以下ですから，いつ検査しても尿糖は陰性です。逆に，食前血糖が既に180mg/dL程度を超えている糖尿病例では食後はさらに血糖が上がるため，いつ検査しても常に尿糖は陽性を示します。

　1つ注意すべき点は，遺伝的な原因で尿糖排泄閾値が100〜140mg/dL程

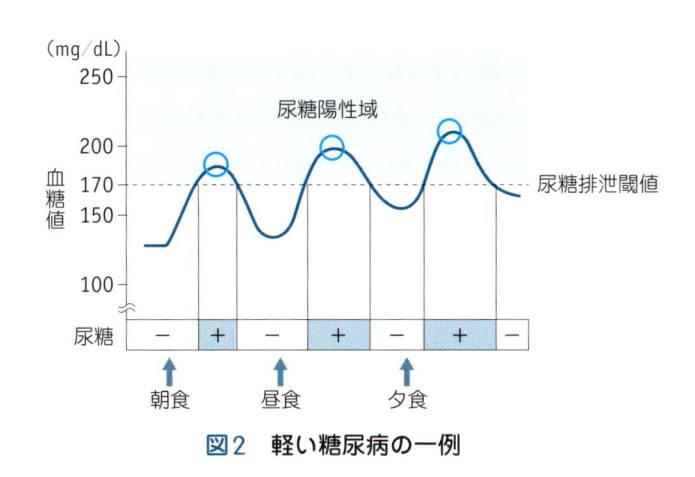

図2　軽い糖尿病の一例

度まで低下している場合です。これは腎性糖尿と呼ばれ，このような方には尿糖検査は有用とは言えません。

■ 測定の方法と評価

　尿糖測定のポイントは図3のように，測定する時点の30～60分前に一度前もって排尿しておくことです（前排尿：1つめの矢印）。このときは測定しません。これは膀胱に貯留している尿を排泄して，一旦膀胱を空にするためです。この前排尿から30～60分後に再び排尿して測定します（2つめの矢印）。わずかな量しか排尿されないでしょうが，測定に必要な量はごくわずかですから問題はありません。カップに採取してよく攪拌してから試験紙を浸して測定します。尿糖を測定する目的はあくまでそのときの血糖の程度を大まかにつかむことです。血糖は刻々と変化していますが，膀胱に貯まった尿中のブドウ糖は前回の排尿から今回の排尿までの時間に産生された尿全体のブドウ糖を反映しています。したがって，血糖の程度を推測するには，できるだけその時間帯に産生された尿だけで検査するほうがより正確と考えられ，そのために前排尿を行うのです。ただし，腎臓・泌尿器科的な疾患（腫瘍や結石による尿路狭窄，前立腺肥大や神経因性膀胱などの排尿障害など）があって，排尿しても膀胱内に残尿が生じる場合は前排尿を行う意味はなく，尿糖測定の結果を評価する際にも注意が必要です。

　ほとんどの尿糖試験紙は尿中に含まれるブドウ糖の程度により，（−）から（±），（+），（2+），（3+）までの5段階の色調を呈します。血糖が尿糖排泄閾値を超えると尿糖陽性になりますが，血糖が上昇するほど，より多くの尿糖が排泄されますから，尿糖が（3+）の場合と（+）の場合とでは，そのときの

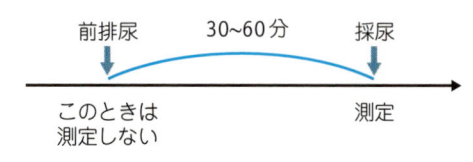

図3　尿糖測定のポイント

血糖値も異なることを意味します。したがって、一口に尿糖陽性と言っても、その程度が少なくなってくれば血糖が改善してきたと考えられますし、尿糖が陰性になれば、その時点の血糖はおおむね170～200mg/dLを切ったと推測することができます。

■ いつ測定するか

　図2の軽い糖尿病例では食前尿糖は陰性、食後のみ陽性になることが多いため、食前測定で陰性であれば、次に食後2時間頃に測定を行います。尿糖測定の結果から血糖値そのものを把握することは不可能ですが、一定の時刻に継続的に測定していると、自分自身の血糖変動をある程度推測することができます。たとえば、普段の食事なら食後2時間尿糖が（＋）なのに、エネルギー量が多い食事や食物繊維が少ない食事を摂ったときは（3＋）であれば、普段以上に食後血糖が高くなったと推測できます。生活習慣を改善して体重も減少し、それまで食後2時間尿糖が（＋）であったのが（－）になってくると、食後2時間血糖が少なくとも170～200mg/dLのレベルを切ったと考えられます。このように、境界型や軽い糖尿病状態の場合は、まず食後尿糖の陰性化が目標となり、そのために食後2時間前後の測定が推奨されます。

　逆に食前血糖が200mg/dLを超えているような中等度以上の糖尿病状態では、食前尿糖を主に測定し、まず食前尿糖の陰性化をめざします。食前尿糖が陰性化すれば、その後は食後尿糖を測定します。血糖自己測定を行っている方は、食前と食後をおりまぜて血糖測定と尿糖測定を同時に行うと情報量が増加します。継続的に両者の結果を見比べていく間に、自分自身の尿糖排泄閾値がどの程度なのか見当がついてきますし、尿糖の程度により血糖を測定しなくても大まかな血糖を推測することもできるようになります。

■ 測定結果の記録を習慣化

　血糖自己測定は痛みを伴いますが、尿糖測定は手軽で痛くもありません。一般的な試験紙はトイレに流せるタイプが多いですから簡単に測定できて便利で

す。ただし，測定結果を有効に活用するには測定時刻，測定結果，食事との時間関係などをきちんとノートまたは電子媒体に記録することが大切です。さらに，血糖を同時測定した場合はそのデータ，その日の体調や食事内容を，薬剤内服やインスリン注射を行っている場合はその時刻なども併せて記録しておきます。これらは血糖コントロールを良くするための貴重な情報源になります。尿糖測定を行う患者さんは必ずしも多くないように感じますが，非侵襲的な検査であり，活用する価値は大いにあります。

2 75gブドウ糖負荷試験
(OGTT：oral glucose tolerance test)

■糖尿病の精密検査

　糖尿病の初期に起こる異常は食後血糖が高くなることで，この時点では食前血糖はまだ正常です。糖尿病の進行に伴って食前血糖もしだいに上がってきます。したがって，早期の糖尿病を正確に診断するには，食後に採血して血糖値を測定する必要があります。しかし，食事内容や食事から採血までの時間によって測定値は大きく異なります。そこで，世界共通の標準的な検査方法として75gのブドウ糖を含む砂糖水を飲用し，その後2時間にわたって血糖値の変動を測定する「75gブドウ糖負荷試験」が行われます。この方法であれば世界中どこで検査しても体内に入ってくるブドウ糖の量は同じなので，世界共通の検査法として幅広く用いられています。

■検査の実際

　本検査は明らかに血糖が高い場合には行いません。食後血糖が200mg/dL以上，あるいは朝食前血糖が126mg/dL以上であれば既に糖尿病になっていると考えられるため，もはや検査を行う必要がないからです。したがって，食後血糖が200mg/dL未満，朝食前血糖が126mg/dL未満で糖尿病かどうかはっきりしない場合にのみ行います。検査では前日の夕食以降少なくとも10時

間以上は絶食とし，当日の朝食を摂らずに負荷前の採血を行います。その後，図4の75gのブドウ糖を含む砂糖水（トレーラン®G液75g，甘いサイダーのような飲み物で225mLあります）を飲用し，通常は30分間隔で2時間後まで採血を行います。飲用前の朝食前血糖値と負荷後2時間血糖値から表1に基づいて判定します。判定自体は飲用前と2時間後のデータだけで可能です。したがって，被験者の負担を減らす必要がある場合は2回の採血だけでも差し支えありません。糖尿病の診断目的に加えて，負荷後の詳細な血糖変動やインスリン応答など，ほかに必要とする情報に応じて採血回数やインスリンも測定するかどうかを決めます。

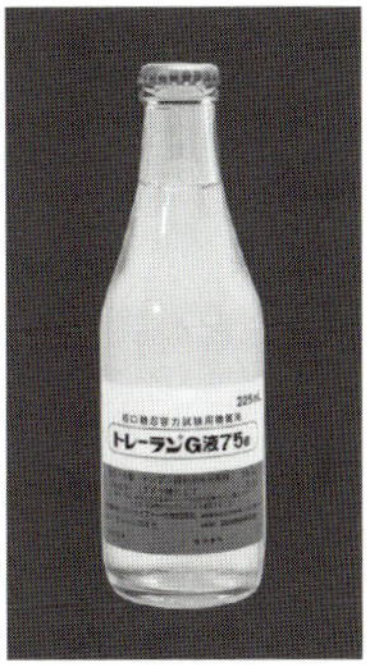

図4　経口ブドウ糖負荷試験用の飲料

■糖尿病型とは

表1では糖尿病ではなく，「糖尿病型」という用語が使われています。「糖尿病型」とは糖尿病の疑いが濃いが，まだ本物の糖尿病とは診断できないという意味です。「型」というが字が付いている理由は疲労の蓄積や前日飲酒の有無，睡眠時間の長短，当日の体調や生理など様々な条件で血糖値はデリケートに変動するため，1回の検査だけでは安易に診断しないという考え方に基づいています。しかし，①同時にHbA1cを測定して6.5％以上，②既に眼科で糖尿病網膜症と診断されている，③口渇，多飲多尿，体重減少など高血糖持続による自覚症状がある，これらの項目に1つ以上該当する場合は「糖尿病型」では

表1　75gブドウ糖負荷試験の判定表

判　定	負荷前血糖（朝空腹時）		負荷後2時間血糖
正常型	110mg／dL未満	かつ	140mg／dL未満
糖尿病型	126mg／dL以上	または	200mg／dL以上
耐糖能異常（境界型）	上記のいずれにも該当しない場合		

2．75gブドウ糖負荷試験（OGTT：oral glucose tolerance test）

なく，糖尿病と診断します。該当しない場合は空腹時血糖（126mg/dL以上かどうか）や食後血糖（200mg/dL以上かどうか），または75gブドウ糖負荷試験をさらに別な日に実施し，再度「糖尿病型」と確認できれば糖尿病と診断します。しかし，初期の軽い糖尿病では空腹時血糖が正常の場合が少なくありません。また食後血糖は食事内容と採血までの時間によっても測定値が異なるため，正確に診断するには75gブドウ糖負荷試験を再検査するのが最も確実です。とは言え，これは被験者にとって大変な負担で実際にはあまり行いません。したがって，私自身は1回の75gブドウ糖負荷試験で「糖尿病型」を示せば，それを重く受け止めて糖尿病または糖尿病にきわめて近い状態と考え，実質的な生活指導を開始しています。

■検査時の副作用

血糖応答が正常型でも起こりうる副作用には，①嘔吐や下痢，②反応性低血糖の2つがあります。トレーラン®Gはかなり甘くて，思った以上にボリュームがあります。一度に75gもの砂糖が入ったドリンクを飲むことは日常生活ではまずありません。225mL中に75gもの砂糖が溶解している液体は浸透圧がきわめて高く，このような高張液を飲用すると胃をすぐに通過し，短時間で小腸に流れ込みます。小腸内腔の浸透圧が高くなると周囲から水分が引き寄せられ，結果的に下痢や嘔吐を起こす場合があります。そうなると75gのブドウ糖が100％体内に吸収されないため，再検査することになります。したがって，検査当日に腹部の調子がよくないと訴える被験者は検査を延期すべきです。

反応性低血糖は血糖降下薬やインスリンを使用していない方にも起こりうる現象です。特に胃切除後の患者さんでは食後2～3時間の時点でしばしば認められます。糖分を多く含む飲み物や食べ物を急に摂った場合，血糖が急速に上昇します。通常であれば血糖の上昇と同じタイミングでインスリンが急速に分泌され低血糖は起こりません。しかし，体質的にインスリンの追加分泌が遅い方では，血糖が下がりかけた時期にインスリンの上昇がピークをむかえるため，低血糖が起こります。これを「反応性低血糖」と呼んでおり，胃切除手術

を受けていたい方でもしばしば認められます。動悸や冷や汗，指のふるえなどが代表的な低血糖症状です。検査中にこのような症状が起こり，気分が悪くなった場合は直ちに検査の担当者に申し出て頂くことが大切です。通常は低血糖になっても，グルカゴンやカテコラミンが急速に分泌されるため，血糖は数分後には正常レベルまで戻ることが多く，検査を中止する必要はありません。ただし，動悸や気分不良が持続する場合は検査を中止し，糖分を摂取してもらいます。

■検査時の注意点

検査時に被験者に守って頂くことは動き回らないことです。採血から次の採血まで時間があると病院内の売店に行ったり，入院中の知人を訪ねたりされる場合がありますが，このような軽い運動でも血糖に影響する可能性があります。したがって，次の採血までの時間は椅子に座って静かにお待ち頂くように説明しておきます。

また前述のような嘔気や反応性低血糖などにより気分不良になる場合もあります。このようなときには速やかに申し出て頂くように説明しておくことも大切です。

3 HbA1c（ヘモグロビンエーワンシー）

■血糖状況を全体的に把握する検査

私は患者さんや健診受診者の方には，「HbA1cはこの2カ月間の血糖の平均レベルが正常の方と比べてどの程度高いかを表す指標です」と説明しています。

HbA1cは世界中で検査されている大切な項目で，グリコヘモグロビンとも言われます。「グリコ」はグルコースが結合したことを意味する接頭語で，グリコヘモグロビンはグルコースと結合したヘモグロビンを意味します。

血糖値は食前と食後とで当然異なります。食前は低く，食事を摂ると上昇し，2～3時間後には元の食前レベルまで戻ります。さらに，毎月1回定期的に同じ条件で採血しても，睡眠不足や疲労の蓄積，ストレス，風邪などの病気，生理，前夜の過剰な夕食や飲酒など，様々な影響により血糖値は変動します。血糖値は瞬間風速のようなもので，刻々と数値が変化しています。したがって，自分の血糖状態の変動を，刻々と変化する血糖値だけで評価することは不可能です。「木を見て，森を見ず」という言葉のように，血糖値は1本1本の「木」を見ているようなもので，それだけでは「森」全体の様子をとらえることはできません。一方，HbA1cはある期間（最近2カ月間）の平均血糖が全体的にどの程度なのかを示すため，「森」全体をとらえる検査と言えます。

■ HbA1cの意味

　赤血球内のヘモグロビンはグルコースと非酵素的に結合する性質があり，これを糖化反応と呼びます。したがって，ヘモグロビンにはグルコースと結合したタイプと結合していないタイプが混在しており，図5のように血糖が高くなるほど結合したタイプの割合が高くなります。日々の血糖は食事の前後で変動していますから，ヘモグロビンの中にはグルコースが結合したり離れたりしている不安定なタイプもわずかながら存在します。HbA1cは安定してグルコースと結合しているヘモグロビンの割合を％で示すものです。たとえば，HbA1cの検査値が10％とすると，全ヘモグロビン中の10％が安定してグルコースと結合しているタイプ，残り90％が結合していないタイプ，または結合したり解離したりしている不安定なタイプということを意味しています。HbA1cの検査値は2012年4月からNGSP（national glycohemoglobin standardization program）値で表示されるようになりました。NGSP値は国際標準化された世界共通の表示であり，それ以前の日本糖尿病学会によるJDS（Japan Diabetes Society）値で4.9％以下の場合は＋0.3％，5.0～9.9％の場合は＋0.4％，10.0～14.9％の場合は＋0.5％高い値で表示されます。

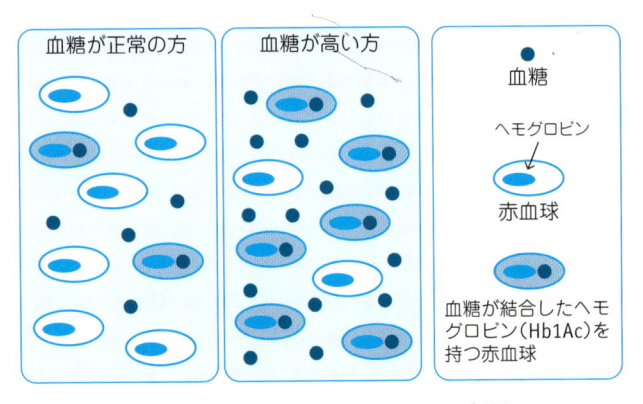

図5　血糖が高くなるとHbA1cが増加

■ 2カ月間の平均血糖レベルの目安

　赤血球の寿命は平均4カ月程度で，骨髄で産生されて古くなると脾臓で壊されます。今日採血した血液中には昨日作られたばかりの新しい赤血球や4カ月前に産生されて明日には破壊される古い赤血球が混じっており，採血した血液中の赤血球の寿命を平均すると2カ月程度になります。それゆえ，HbA1cは最近2カ月間程度の平均的な血糖の高さを反映すると考えられます。血糖値が正常な方では，HbA1cの値はおおむね6.0％以下です。ある糖尿病患者さんのHbA1cが12.0％だとすると，これは6.0％の2倍になりますから，この方の最近2カ月間の血糖は正常の2倍程度の高さだった，9.0％であれば正常の1.5倍程度だったと大まかに推測できます。もちろん，日々の血糖は食事やその他の影響で刻々と変化しますが，そのような細かな血糖の動きを2カ月間平均して，全体的にどの程度の高さだったか，言い換えれば2カ月間の平均血糖レベルがどの程度であったかを評価する指標として利用されています。

■ HbA1cの限界

　HbA1cはこの2カ月間の血糖の平均レベルを大まかに知ることができる便利な検査ですが，限界もあります。図6のように日々の血糖変動の幅が大きい方と小さい方でも，血糖の平均レベルが同じであればHbA1cは同じ値になっ

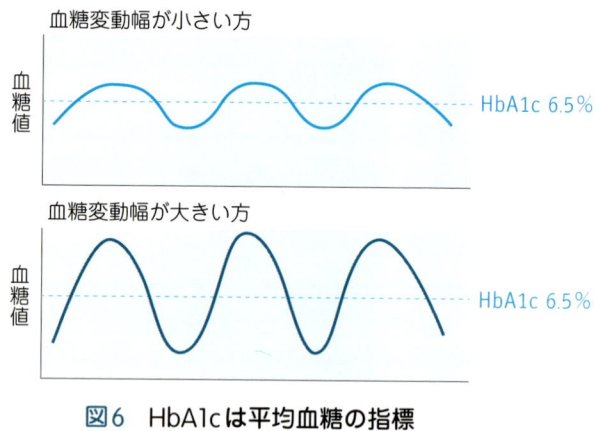

図6 HbA1cは平均血糖の指標
血糖変動の程度はHbA1cではわからない

てしまいます．最近ではHbA1cの検査値が同じでも，図6下段のように日々の血糖変動幅が大きいと合併症が起こりやすいと考えられています．また，低血糖を起こす可能性のある経口薬やインスリン注射を使っている場合，低血糖が起こっているか否かはHbA1cの検査ではわかりません．

このように，HbA1cだけを測定していても血糖のバラつきや低血糖の有無を把握することはできません．それゆえ，血糖状況をとらえるには食事前後や深夜の血糖，後述するGAや1,5-AGなど，ほかの指標と組み合わせて評価する必要があります．

■ 測定値に影響する因子

　HbA1cの測定値に影響するのは赤血球が血液中を流れている平均期間です．数カ月前に産生された古い赤血球は血液中を流れている期間が長いため，グルコースと結合しているヘモグロビンが多く，最近産生された若い赤血球ではグルコースと結合しているヘモグロビンはまだ多くありません．HbA1cの検査ではこれら古い赤血球や若い赤血球が混合している血液検体を一括して測定しています．したがって，①赤血球の寿命が全体的に短くなる病態，②若い赤血球が増加する状態などがあると，赤血球が血液中を流れている平均期間

が短縮するため，グルコースと結合しているヘモグロビンは多くありません。そのため，見かけ上HbA1cは低めに測定されます。

①に該当するケースは出血や溶血による貧血，血液透析回路など体外循環時の赤血球破壊，肝硬変における脾臓での赤血球破壊亢進などがあります。②には輸血や造血ホルモン（エリスロポエチン）の使用などがあります。このような病態や状態にある場合，HbA1cが低めに測定される可能性があることを承知の上で評価する必要があります。

4 GA（グリコアルブミン）

■ 2週間程度の血糖状況を反映

GAはHbA1cと似たような検査項目ですが，一般にはあまり知られていません。私自身は「最近2週間の血糖の平均レベルと同時に，血糖のバラつきも反映する検査です」とお話しています。GAは文字通りグルコースがアルブミンと非酵素的に結合する糖化反応により形成されたもので，HbA1cと似た検査です。血液中には様々な蛋白が溶解していますが，最大量を占めるのがアルブミンです。アルブミンは肝臓で産生され，様々な物質や薬物と結合して全身に運搬したり，血漿の浸透圧を維持してむくみを起こさないようにしたりする働きがあります。GAは血液中のグルコースと結合しているアルブミンの割合を測定しており，単位は％で表示されます。

■ HbA1cと異なる点

HbA1cと同様に，GAは血糖レベルが上昇するほど高くなりますが，HbA1cとは異なる点が2つあります。第一は赤血球とアルブミンの寿命の長さです。血中に存在するある物質が代謝されて半分の濃度まで減少する期間を半減期と言います。アルブミンの場合，半減期は約17日です。したがって，GAは最近2週間程度の血糖状況を反映しています。

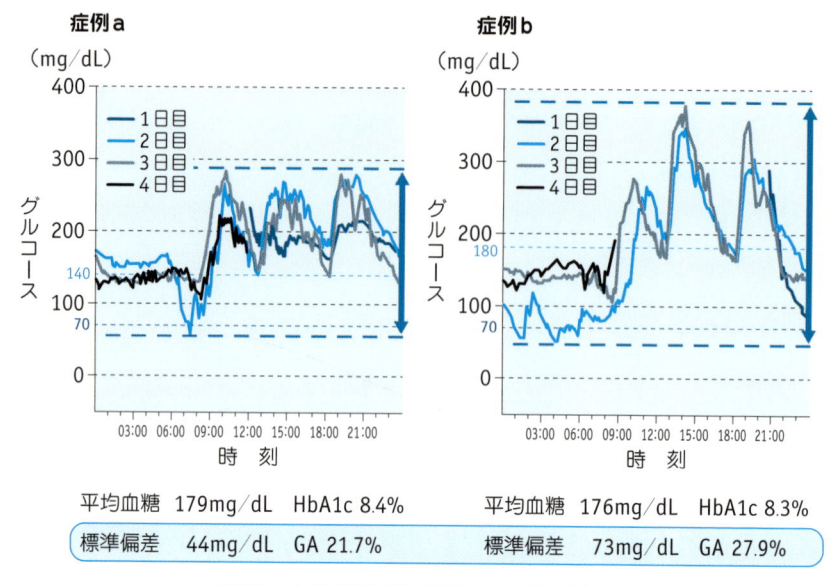

図7　血糖変動幅の異なる2例の比較

症例a：平均血糖 179mg/dL　HbA1c 8.4%　標準偏差 44mg/dL　GA 21.7%
症例b：平均血糖 176mg/dL　HbA1c 8.3%　標準偏差 73mg/dL　GA 27.9%

　第二は日々の血糖変動のバラつきも反映する点です．HbA1cの測定値にはグルコースとヘモグロビンが結合したり解離したりしている不安定なタイプは含まれませんが，GAの測定値にはこのようなタイプも含まれます．日々の血糖変動の平均レベルが同程度であっても，血糖変動幅が大きくなると不安定な結合タイプが増加するため，GAがより高くなります．このような不安定なタイプも混じることは欠点のように思われるかもしれませんが，かえって血糖変動のバラつきを反映しやすく，利点であると私は考えています．

　図7は入院中の2例の血糖変動を連続グルコースモニタリング装置（**第2章-7**→p.85）で詳細に測定したものです．検査を行った72時間の平均血糖とHbA1cは同じ程度ですが，**b**は**a**よりも血糖変動のバラつきが大きく，データのバラつきを示す指標である標準偏差とGAがともに高くなっています．したがって，同一症例のHbA1cが同じ値で維持されていても，GAが高くなってくると血糖変動のバラつきが最近大きくなったと推測されます．

■ GAは献血時にも測定

以前から，日本赤十字社の献血に協力頂いた方には，肝機能検査とコレステロール測定が行われていました。これは肝臓病や高脂血症の早期発見に有用なためですが，2009年からはGAが追加されました。これは，献血時の検査を糖尿病の早期発見にも役立てて頂くためです。

表2　GAの判定基準

GA測定値	判定
〜15.5%	標準値
15.6〜16.4%	正常高値
16.5〜18.2%	境界域
18.3%〜	糖尿病域

HbA1cではなくGAを測定する理由は肝機能やコレステロールの測定と同じ生化学検査用の機器で測定できるからです。一方，HbA1cは専用の機器で測定するため，余分な血液が必要になります。表2はGAの結果判定の目安に用いられている判定基準です。私自身はおおむね16%以下を正常と考えています。ただし，後述しますが肥満者では見かけ上GAが低めに測定されることが多く，BMIが25以上の場合は15%程度を正常上限の目安としています。

■ 測定値に影響する因子

GAの測定値に影響するのはアルブミンが血液中を流れている平均期間です。アルブミンの血中半減期は約17日でした。しかし，アルブミンの寿命が延びれば血液中をより長く流れることになり，グルコースと結合しているアルブミンが増加するのでGAは高めに測定されます。逆に寿命が短くなればGAは低めになります。アルブミンの寿命が長くなる代表的な病態は肝硬変です。肝硬変では，肝細胞の機能低下によりアルブミン産生が低下するため，生体はアルブミンをより長く利用しようとします。

逆にアルブミン寿命が短くなるのは，アルブミンの尿中への漏出（ネフローゼ症候群など）と肝臓での産生が亢進する場合です。アルブミン産生を促進するホルモンにはグルココルチコイドとインスリンがあります。したがって，クッシング症候群やステロイド薬使用，肥満とインスリン抵抗性による高インスリン血症などではGAが見かけ上低めに測定される点に注意します。

■ GAを検査する意義

　血糖コントロールの状況を把握する目的でHbA1cが日常的に測定されています。HbA1cは前述したように，最近2カ月間の血糖平均を反映しています。一方，GAは最近2週間の血糖平均と血糖変動のバラつきの両方を反映しています。したがって，生活習慣の改善や治療薬の開始で血糖が改善してきた場合や，逆に食事療法の中だるみなどで血糖が悪化してきた場合，より早く変化するのはGAです。すなわちGAはHbA1cと比べて血糖コントロールの変化をより早くキャッチすることが可能であり，より早く対処することができます。保険診療上の制約があり，HbA1cとGAを毎診療時に同時測定することはできません。そこで，私自身はHbA1cは2～3カ月間隔の測定とし，その間はGAの測定を勧めています。GAの測定値には様々な要因が影響するため，糖尿病か否かを診断する目的には使えません。日本糖尿病学会のガイドラインでもGAは診断基準には採用されていません。しかし，HbA1cよりも短い期間の血糖状況の改善や悪化をより早くつかみ，指導や治療に活かすことができる便利な検査項目です。

5　1,5-AG（1,5-アンヒドログルシトール）

■ 1,5-AGはグルコースの類似物質

　1,5-AGはグルコースに類似する糖類です。食物中に含まれる炭水化物の一種で，グルコースと同様に体内に吸収されますが栄養素としては利用されません。したがって，体内への吸収と尿中への排泄がバランスしています。1,5-AGの摂取量には個人差があり，それにより血中濃度も異なりますが，健常人では最低でも14μg/mL以上あります。よほど食事内容が変わらない限り，食物中から体内に入ってくる1,5-AG量には大きな変動がないため，血中の1,5-AG濃度に影響する主な因子は尿中への排泄量です。すなわち，1,5-AGの尿中への排泄量が増加すると1,5-AGの測定値が低下します。

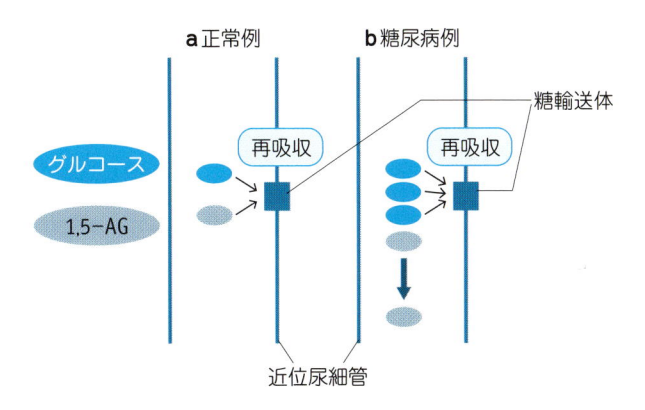

図8 近位尿細管でのグルコースと1,5-AGの再吸収

■ 1,5-AGの生理学的意味

図8-aは1,5-AGの尿中排泄の機序を示しています。1,5-AGはグルコースと同程度の低分子量物質ですから，腎臓の糸球体で濾過されます。近位尿細管にはグルコースを再吸収して血液中に戻すための糖輸送体が存在しており，1,5-AGとグルコースはともに再吸収されます。両者の再吸収は競合的に行われるため，尿細管に流れてくる1,5-AGが同量でも，高血糖状態でグルコースが大量に流れてくる場合にはグルコースの再吸収量が増加し，1,5-AGの再吸収量は減少します（図8-b）。そうなると1,5-AGの尿中への排泄量が増加し，血中の1,5-AG濃度は低下します。1,5-AGは栄養素としては利用されないため，尿中排泄量の変動は直ちに血中濃度に影響します。したがって，血中1,5-AGの測定値はわずか2～3日間の血糖変動でも敏感に変化します。

■ 食後高血糖を敏感に反映

ごく軽症の糖尿病では食前血糖は正常範囲内にとどまっており，食後血糖だけが上昇しています。このような場合，糸球体で濾過されて近位尿細管に流れてくるグルコース量は，食前は健康人と同程度であり，食後の時間帯は増加しています。すなわち食後血糖だけが上昇している軽症糖尿病では，1日中ではなく，食後の時間帯のみ1,5-AGの再吸収量が減少しているのです。そして，

このようなわずかな減少でも血中1,5-AG濃度は敏感に反応して低下します。したがって，1,5-AGはこの数日間の食後血糖の変動をとらえるのに最も適した検査です。

　食前血糖は正常，食後血糖のみ高値を示す例では，HbA1cがそれほど上昇しておらず，7.0％以下が大半です。このような例の食後血糖が生活習慣改善により低下してきたか否かを判断するのに1,5-AGはとても有用で，患者さんには「食後の血糖状態の改善，悪化をつかむことができる検査です」と説明しています。

　逆に，食前血糖もある程度上昇している中等度以上の糖尿病状態では，1日を通して近位尿細管に流れてくるグルコース量が著明に増加しているため，1,5-AGの再吸収量は激減しています。HbA1c 8.0％以上が持続しているような例では血中1,5-AGは著減しており，底をついたような状態になっています。このような例の場合，治療開始により血糖が改善してきても，1,5-AGはすぐには上昇してきません。ですから，1,5-AGはHbA1cが8.0％未満の症例に限って測定すべき検査だと思います。残念ながら保険診療上はHbA1cやGAと同時測定はできません。そこで，私は主にHbA1c 6％台の軽症例に対して，HbA1cの測定を3～6カ月の間隔とし，その間は1,5-AGを測定して食後血糖の変動がどのような状態かをチェックしています。

■注意すべきケース

　血糖状況の変動以外に1,5-AGの測定値に影響する因子が2つあります。

　第一は妊娠です。糖尿病を合併する妊婦や妊娠糖尿病では妊娠により糸球体濾過量が増加しています。それゆえ，近位尿細管に流れてくるグルコースも1,5-AGも増加します。そのため，非妊娠時に比べると1,5-AGの再吸収量が減少し，1,5-AGの測定値も低下しますから，同程度の血糖であっても妊婦では1,5-AGが低めに測定されます。

　第二は新しい経口糖尿病薬のSGLT-2（sodium glucose cotransporter-2）阻害薬を服用する場合です。この薬剤は近位尿細管のグルコースや1,5-AG

の再吸収を行うNa$^+$/グルコース共輸送体-2（SGLT-2）という糖輸送体を阻害する薬剤です。この薬剤を使用すると，使用前に比して両者の再吸収がともに抑制され，尿中への排泄量が増加します。その結果，血糖も下がりますが1,5-AGも下がります。

したがって，妊娠時やSGLT-2阻害薬使用時は1,5-AGの測定値は使用しません。

6 血糖自己測定
（SMBG：self-monitoring of blood glucose）

■血糖自己測定（SMBG）とは

SMBGでは指先や手のひらをバネ式の針で穿刺してゴマ粒程度に出血したわずかな血液を，血糖測定器にセットしたセンサーに吸引して測定します。一度でも体験された方はご存知ですが，指先や手のひらを針で傷つけるため痛みを伴います。保険診療範囲内では1日に3～4回が限度とされていますが，それ以上測定する方もおられます。もちろん回数が多いほど情報量も多くなる一方で，痛みを伴う測定であるため，1日1回または2回程度の測定を行っている方が大部分です。しかし，1日1～2回の測定で多くの情報を得るには工夫が必要です。

■同じ1日2回測定でも

表3は混合型インスリンを1日2回，朝食前と夕食前に自己注射中の方の血糖測定記録です。毎日，朝食前と夕食前に血糖測定をきちんと行っていますが，その他の時間帯の測定はありません。SMBGの記録ノートには毎食前後と眠前の合計7列の記載欄があるのに，この方は朝食前と夕食前の2列しかデータが入っていません。この方はインスリン自己注射とSMBGを開始するにあたって，看護師さんから血糖測定と注射をセットで行うよう提案され，ご本人も直前の血糖値を知った上でインスリンを注射するほうが安全だと考えておられ

表3 SMBGの実例1

日付	朝前	朝後	昼前	昼後	夕前	夕後	寝前	体重・治療・処置など	日付	朝前	朝後	昼前	昼後	夕前	夕後	寝前	体重・治療・処置など
1	124				134				17	105				139			
2	133				164				18	103				95			
3	125				79				19	80				170			
4	101				70				20	128				119			
5	139				86				21	138				193			
6	102				160				22	132				182			
7	150				93				23	127				131			
8	135				101				24	133				208			
9	126				128				25	140				197			
10	126				186				26	140				119			
11	115				176				27	140				216			
12	72				114				28	126				208			
13	91				157				29	124				206			
14	109				112				30	121				123			
15	127				177				31								
16	96				114				平均								

ました。このデータでは毎日の朝食前と夕食前の血糖の動きはよくわかりますが，それ以外の時間帯の血糖はわかりません。

次の**表4**は同様に混合型インスリンを1日2回，朝食前と夕食前に注射しておられる方ですが，血糖は食前と食後2時間をセットとして測定されています。また，朝食前後だけでなく，日によって昼食前後や夕食前後も測定されています。この方は主治医の先生から食事の内容によって血糖がどう変動するのかを把握するには食事の前後で測定するのがよいこと，1カ月を通して各食事前後の測定結果を眺めると，1日の血糖の動きが大体つかめることを教えられたためです。同じ1日2回でも，この方の記録ノートは各食前後の列にデータが入っており，眠前の列のみが空欄になっています。食事による血糖上昇の程度と各食前後における1カ月間の最低値と最高値がつかめます。

一方，**表5**は1日4回の強化インスリン療法中の方です。この方は医師から1日2回の測定タイミングを自由にすること，ただし1カ月を通してすべての列にデータが入るように測定することを勧められました。記録ノートを見ると朝食前は毎日測定し，あと1回を様々なタイミングで測定されています。7列すべてにデータが記入されており，1カ月を通して眺めると，朝食前血糖の毎日の変化とその他のタイムポイントの最低値と最高値がつかめます。

■ SMBGの目的は

3例の記録ノートはいずれも痛い思いをしながら自己測定された貴重なデータですが，得られる情報は異なっています。その情報自体に優劣はありませんが，何のために血糖測定を行うのか，その目的を考えて測定のタイミングを決めることが大切です。血糖測定の目的は主に2つあります。

第一の目的は血糖コントロールをより良い状態にするための情報を得ることで，主治医にとってはインスリン注射や内服薬の調節を考える上で非常に参考になる情報です。

第二の目的は低血糖の有無のチェックや，体調不良時などに臨時で測定し，現在の血糖が日頃のレベルに比して異常に低くないか，あるいは高くないかを

表4 SMBGの実例2

日付	朝前	朝後	昼前	昼後	夕前	夕後	寝前	体重・治療・処置など	日付	朝前	朝後	昼前	昼後	夕前	夕後	寝前	体重・治療・処置など
1			126	178					17								
2					139	198			18	97	138						
3									19			120	192				
4	96	131							20					127	191		
5									21	99	139						
6					120	182			22			128	188				
7	89	135							23					129	198		
8			120	180					24								
9									25	89	132						
10									26			122	192				
11	107	148							27					128	187		
12			122	172	122	184			28	92	135						
13									29			131	195				
14	96	137							30					126	188		
15			125	180	125	185			31								
16									平均								

表 5 SMBG の実例 3

日付	朝前	朝後	昼前	昼後	夕前	夕後	寝前	体重・治療・処置など
1	96		106					
2	125	170			96			
3	109						225	
4	91		135	171			107	
5	135					190		
6	88				96			
7	105		141		138			
8	116						205	
9	127					148		
10	98							
11	103							
12	96	151	145					
13	167							
14	190				130		190	
15	94					186		
16	104							
17	124	176						
18	101				108			
19	96				99			
20	149	187	146					
21	162						270	
22	89	117						
23	103			197				
24	117	206						
25	127			148	142			
26	95				118			
27	101		172		78			
28	168						206	
29	191				130			
30	132	198						
31	109		74					
平均								

6. 血糖自己測定（SMBG：self-monitoring of blood glucose）

知ることです。この際の測定値によっては，かかりつけの医療機関に至急連絡が必要な場合もあります。この第二の目的はあくまで臨時的に測定するものですので，今回は第一の目的について考えてみましょう。血糖コントロールをより良い状態にするためには，ある時間帯の血糖だけでなく1日全体の血糖を良くする必要があります。そのためには，血糖をどのように測定すればよいのでしょうか。

■1日の血糖変動の最高値と最低値をつかむ

1日の血糖変動を把握するために必要なデータを2つ選ぶとすれば，最高値と最低値ではないでしょうか。1日の血糖変動は最高値と最低値の範囲内にありますので，1日全体の血糖を良くするためには，最高値を正常の食後血糖（食後1～2時間で140～160mg/dL以下）に，最低値を正常の食前血糖（100mg/dL程度）にそれぞれ近づけることが大切です。もちろん1日の最高値や最低値は日によって異なり，厳密に把握するには毎日7～9回のSMBGが必要になります。実際，大変な努力を払って毎日6～7回の頻回測定を行っている方もおられます。これは貴重かつ膨大な情報ですが，なんとか1～2回の測定から情報を得ることはできないでしょうか。

改めて，表3～5をご覧下さい。記録用紙には記入欄が毎食前後と就寝前の合計7列あります。表3は朝前と夕前の2列のみデータが記載されていますが，表4は6列，表5は7列にデータが入っています。表3では1日の最高値と最低値をつかむことは不可能ですが，表4と表5は1日2回のみの測定でも1ヵ月を通して眺めると，およその最高値と最低値，そしてそれがいつの時間帯なのかを大まかにとらえることができます。

■測定値に影響する因子

記録用紙の右側はメモを記入するスペースです。測定値が予想以上に高い場合や逆に低い場合の原因が何なのかを患者さん自身に考えてメモしてもらうようにすることが大切です。しかし，インスリン開始から日の浅い方は何が血糖

を上下させる原因かはわかりません。医療スタッフが問診しながら一緒に考えることが必要です。表6は血糖変動に影響する主な要因です。

■ 生活習慣見直しのヒント
表6について，医師や医療スタッフが頭に入れておくべき重要なポイントは5点あります。

① 朝食が遅くなるほど朝食前血糖は高くなる
図9はカテコラミンやコルチゾールなどのインスリン拮抗ホルモンの日内変動です。これらは日中高く，20時頃には低下し，明け方5時頃から上昇するという日内リズムを形成しています。インスリン基礎分泌も24時間を通して一定ではなく，厳密にはこれらのインスリン拮抗ホルモンに連動して日内リズムを形成しています。ところがインスリン基礎分泌の低下している糖尿病例では明け方の基礎分泌の上昇が点線のように低下しています。したがって，図中の円で示すように早朝から時間が経過するほど拮抗ホルモンとインスリンの差が開くために，同じ朝食前の条件であっても遅い時間になるほど朝食前血糖が上昇してくる傾向になります。そのため，私自身は可能なら朝食を早く摂るほうが有利と考えています。

② 前夜の多量飲酒は深夜から翌朝の低血糖を誘発する
肝臓でアルコールを代謝する際に必要な補酵素NAD^+（ニコチンアミドアデニンジヌクレオチド）は，乳酸やグリセロールから糖新生を行う経路でも必要です。多量飲酒した際はアルコール解毒にNAD^+が多く利用されるため，糖新生に利用されるNAD^+が相対的に減少し，糖新生が低下して低血糖の原因になります（第3章-8→p.111）。

③ 運動や活動量の増加は筋肉の糖取り込みを促進して直ちに血糖を低下させる
これを運動の急性効果と呼びます。ところが，日中の運動量が普段以上に多

表6　血糖変動に影響する主な要因

	低　値	高　値
朝食前	・測定時刻が早い ・前夜の夕食が早い ・前夜の夕食量が少ない ・前夜の多量飲酒 ・起床後の活動量が多い ・前日のインスリン量の間違い（過剰） ・他の薬剤の服用開始	・測定時刻が遅い ・前夜の夕食が遅い ・前夜の夕食量が多い ・夜食の摂取 ・睡眠不足 ・風邪などの病気や生理 ・インスリン量の間違い（不足） ・インスリン製剤の間違い ・深夜・早朝の低血糖によるリバウンド
朝食後	・食事中の糖質不足 ・食後の活動量が多い ・インスリン量の間違い（過剰） ・経口薬の間違い（過剰）	・食事中の糖質過剰 ・食物繊維の不足 ・朝食の時間が遅い ・食後の活動量が少ない ・インスリン量の間違い（不足） ・経口薬服用忘れ ・風邪などの病気や生理
昼食前や夕食前	・前の食事中の糖質不足 ・前の食後からの活動量が多い ・前の食事からの間隔が長い ・インスリン量の間違い（過剰） ・経口薬の間違い（過剰）	・前の食事中の糖質過剰 ・前の食事中の食物繊維の不足 ・間食の摂取 ・前の食後からの活動量が少ない ・前の食事からの間隔が短い ・インスリン量の間違い（不足） ・経口薬服用忘れ ・風邪などの病気や生理
昼食後や夕食後	・食事中の糖質不足 ・食後の活動量が多い ・インスリン量の間違い（過剰） ・経口薬の間違い（過剰）	・食事中の糖質過剰 ・食物繊維の不足 ・食後の活動量が少ない ・インスリン量の間違い（不足） ・経口薬服用忘れ ・風邪などの病気や生理
深夜	・夕食の時間が早い ・夕食の糖質不足 ・夕食後の活動量が多い ・日中全体の活動量が普段より多い（遷延性低血糖） ・多量の飲酒・インスリン量の間違い（過剰）	・夕食の時間が遅い ・夕食の糖質過剰 ・夜食の摂取 ・夕食後の活動量が少ない ・インスリン量の間違い（不足） ・経口薬服用忘れ ・風邪などの病気や生理

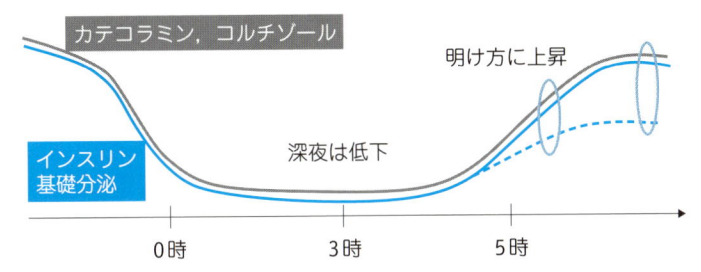

図9　インスリン拮抗ホルモンとインスリン基礎分泌の日内変動
基礎分泌値の低下例では拮抗ホルモンが相対的に強く作用し，朝食前血糖を上昇させる→朝食の時間が遅くなるほど不利

かった日の深夜に低血糖を起こすことがあり，これを遷延性低血糖と呼んでいます。これは普段以上の運動で筋肉内のグリコーゲン量が低下し，これを回復させるために深夜に筋肉への糖取り込みが増加するからと考えられています。したがって，このような遷延性低血糖がしばしば起こる例では夕食量の増加や眠前の補食を検討します。

④食物繊維は食後血糖を改善する

食物繊維は胃・小腸における食物の消化・吸収を遅らせて食後血糖の上昇をゆるやかにし，遅延するインスリン追加分泌とタイミングを接近させるので食後血糖が改善します。食物繊維の少ないお菓子やジュース類を間食に摂ると，エネルギー量が少なくても急速に血糖が上昇し，インスリンとますますタイミングが開くために間食後の血糖が上昇します。これが次の食前までに元のレベルに戻らないときは食前血糖が普段より高くなります。

⑤生理中は女性ホルモンが変動する影響でインスリン感受性が低下する

生理に加え，風邪やその他の病気でも種々のサイトカインが分泌され，これがインスリン作用を妨害してインスリン感受性を低下させます。またステロイド薬はインスリン感受性を低下させる，インターフェロンはインスリン分泌を障害するそれぞれ代表的な薬剤です。このような生理，病気，血糖に影響する

薬剤の使用は一時的に血糖を上昇させる原因になります。それゆえ，このような場合はインスリンや薬剤の量を一時的に増量する場合もあります。

これらの点をふまえて表6を理解した上で，患者さんの血糖変動の原因を一緒に推理して下さい。それが日常生活でどのような点に注意すべきかのヒントになると思います。

■ 測定手技のチェックが必須

測定した結果が具体的な数値で示されるとその値を信じたくなるものです。しかし，測定値が正確であるか否かは手技により異なります。図10-aは当科の入院患者さん14名，図10-bは当科の病棟のナースや医師14名の，それぞれの夕食前の血糖を連続3回自己測定した結果です。測定は毎回指を替えて行っています。本来なら連続3回の測定ですから，数値がほぼ同じになるべきですが，3回の最高値−最低値（ばらつき幅）の平均値は患者さんと医療スタッフとも13mg/dL，12mg/dLでした。これだけであればそれほど問題とは思われませんが，患者さんの中には3回測定でばらつき幅が35mg/dLや54mg/dLと大きい方もいました。医療スタッフでも同様に30mg/dL前後も異なるケ

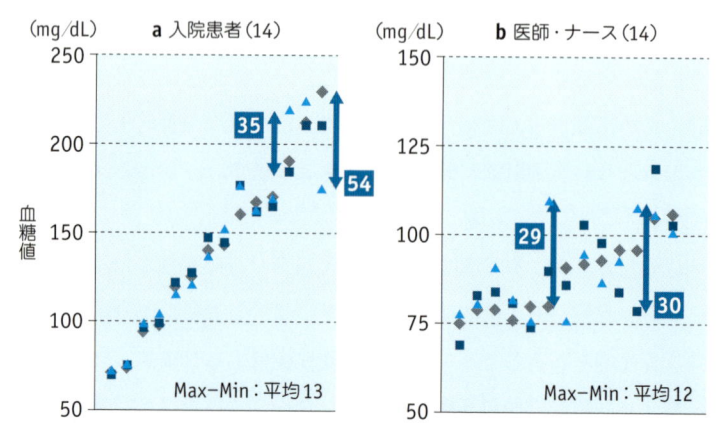

図10　SMBGの3回連続測定の結果

ースがありました。これはなぜでしょうか。

　SMBGに影響する因子は消毒用アルコールの乾燥不十分による混入，指のしごき過ぎによる皮下組織液の混入などです。測定に使用した機器は最新型で，測定に必要な血液量はわずか0.6μLです。私が研修医であった昭和61年当時，SMBGには50μLも必要でしたが，現在は技術の進歩によりきわめて少量の血液で測定が可能です。しかし，検査に必要な血液量が少なくなるほど，これらの混入液の影響がそれだけ大きくなる点に注意する必要があります。低血糖症状もないのに測定値が非常に低値であった場合も，無自覚性低血糖の可能性と，測定手技に問題があって正確に測定されていない可能性の2通りが考えられます。医療スタッフでさえも測定値がぶれることを考えると，手技チェックの徹底は必須です。

■一緒に考えて最大限の活用を
　インスリン注射に比してSMBGは大きな痛みを伴います。毎日2回程度の測定でも大変な努力が必要です。ただ測定した結果をスタッフに見せ，スタッフも結果をほんの数秒見るという状態ではマンネリに陥っているだけです。医療スタッフが最大限の情報を引き出し，血糖変動の原因をともに推理，協議して生活の見直しや薬剤調節に活用してこそSMBGの価値があると言えます。

7 　連続グルコースモニタリング（CGM : continuous glucose monitoring）

■実際の血糖値ではなく血糖の推測値
　図11は現在使用されている米国製のCGM測定機器です。腹壁の皮下に刺入して皮下の組織液中のグルコース濃度を測定するセンサーと，測定データを記録するレコーダーで構成されています。図11-a（メドトロニック CGMS-Gold）は日本で最初に発売されたタイプで，現在でも広く使用されていますが販売は終了しています。センサー部分と測定・記録部分がわかれており，コー

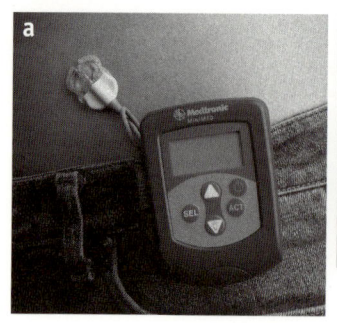

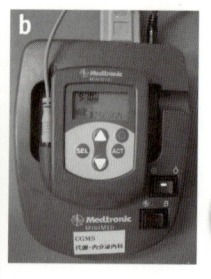

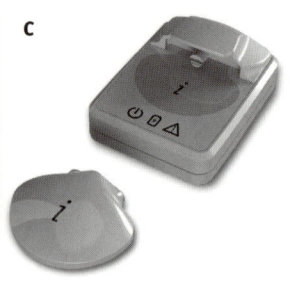

図11　CGMの測定機器
（a・c 提供：日本メドトロニック株式会社，b 筆者撮影）

ドで結ばれています。センサー部分は刺入時には金属針と一体化していますが，刺入後は金属針が取り除かれ，柔らかいチューブ状のセンサーだけになりますから留置しても痛みはほとんどありません。写真では大きく見えますが，測定・記録部分は名刺程度のサイズです。通常3日間皮下に留置して測定し，測定後は図11-bのように専用器具にセットしてPCにデータを転送します。

　図11-cは現在発売中の新しいタイプ（メドトロニック iPro®2）です。全体的に小型になり貝殻のような形状をしたセンサーと測定・記録部分が一体化したコンパクトなもので，防水性もありシャワーや入浴も可能です。測定後は右上の器具にセットしてPCにデータを送ります。**a**の機種は転送されたデータをPC内のソフトで解析しますが，**c**の機種はPCからインターネット上で解析します。最近は6日間測定できるセンサーも導入され，より長期間の測定も可能になりました。

　CGMで測定しているのは皮下組織液中のグルコース濃度であって，血糖値ではありません。したがって，検査中は1日4回程度，SMBGを行ってそのデータを入力し，それに基づいて組織液中のグルコース濃度がいくらの血糖値に相当するのかを推測します。組織液中のグルコース濃度は10秒毎に測定されますが，レコーダーには5分間の平均値が記録されます。5分に1回のデータでも24時間では288データ，3日間では864データにもなります。CGMで得られるデータ数は膨大ですが，実際の血糖値ではなく，あくまで皮下組織

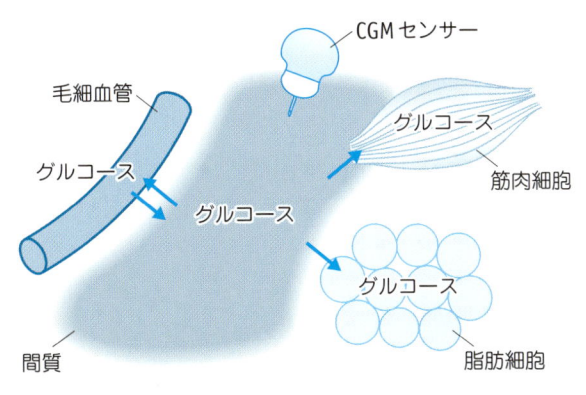

図12 皮下組織のグルコース濃度に影響する因子

液中のグルコース濃度からの推測値です．それゆえ，CGMは連続血糖モニタリングではなく，連続グルコースモニタリングと呼ばれています．

■血糖の変動時は遅れて変化

図12のようにCGMのセンサーは皮下組織の間質中に留置されています．皮下組織では毛細血管との間でグルコースの出入りがあり，脂肪細胞や筋肉細胞には一方通行でグルコースが取り込まれています．したがって，皮下組織のグルコース濃度はこれらの因子に影響されています．毛細血管内の血糖が一定値で安定しているときはこれらが平衡状態に保たれており，皮下組織のグルコース濃度から血糖を推測できます．しかし，食後の血糖上昇や急な低血糖などで血糖が変動しているときは，平衡状態に達するまでに少し時間がかかります．したがって，CGMによる推測値と実際の血糖値が一致するとは限りません．CGMのデータは実際の血糖変動より少し遅れて動くと考えるべきです．

米国で人工膵臓を使用して血糖を正常（95～100mg/dL）→軽度の低血糖（75mg/dL）→中等度の低血糖（56mg/dL）→正常血糖（95～100mg/dL）へと人為的に変化させて，実際の血糖値とCGMの測定値を比較した検討が行われています[Steil GM, et al:Diabetologia. 2005;48(9):1833-40.]．その結果，血糖が急に変化した場合にはCGMの測定値は実際の血糖より10～15分

遅れで動くこと，低血糖時に測定したCGMの最低値と血糖の最低値を比較するとCGMの測定値のほうは実際の血糖値まで下がりきっていないことがわかりました。したがって，CGMでは急な血糖低下や血糖上昇時には10～15分遅れで変化し，低血糖時には実際の血糖値よりやや高い値を示す可能性があることを承知しておくべきです。

■ 詳細な血糖変動を把握

血糖は刻々と変化していますが，CGMはあくまで5分に1回のデータです。それでも1日24時間で288個もの推測血糖のデータを得ることができます。したがって，血糖やHbA1c，GA，1,5-AGなどの採血検査による指標やSMBGによる間欠的な測定値などでは得ることのできない血糖日内変動の特徴をつかむことができます。血糖変動のバラつきや自覚症状を伴わない低血糖を発見することも可能です。それゆえ，経口薬やインスリンの薬剤選択や用量調節，薬剤効果の評価にも有用です。

■ CGMの限界

有用なツールであることは間違いありませんが，問題点が4つあります。第一に，保険適用の検査ではあるものの，保険点数を申請するには施設基準が設定されており，①糖尿病の診療経験5年以上の常勤医師が2名以上いる，②持続インスリンポンプ（CSII：continuous subcutaneous insulin infusion）治療を行っている，という2つの条件を両方満たしていなければなりません。もちろん，保険請求しないのであれば，どの施設でも使用できますが，センサーなどの消耗品は6,000円前後します。したがって，どこの施設でも使えるわけではありません。

第二に，現在国内で販売されている機種は，検査中に患者さんが測定データをリアルタイムに見ることができません。海外では測定データを無線でポータブルタイプのモニターに飛ばして，リアルタイムにデータを見ることができる機種が主流です。このタイプは患者さん自身が血糖変動に応じて自分で対処で

きるため，非常に便利です。

　第三に，CGMの機器は高額です。図11-aの機種は約100万円しましたが，cの小型機種でも約32万円します。1年間のメーカー保証はありますが，検査中の紛失や破損などに対する保険はありません。cの小型機種を外来でも使用している施設もありますが，当院では両機種とも入院症例に限定して使用しています。

　第四は皮下に刺入したセンサーを留置する侵襲的な検査であると同時に，機器の自己管理と1日最低4回のSMBGが必要になる点です。したがって，検査可能な症例は限定されます。

　有用な情報を得るためには，これらの限界をよく承知した上で使用する必要があります。

第3章

日常生活のアドバイス集
―血糖を良くするポイントとコツ―

1 遅い夕食は2分割を

■遅くて多い夕食は脂肪肝と肥満の原因

　食事中のグルコースは門脈経由で肝臓に流入します．肝臓に取り込まれるグルコースの量は健康人では40〜50％程度ですが，糖尿病患者さんでは20〜40％程度と少なくなっており，これが食後高血糖の原因の1つになっています．肝臓に取り込まれなかったグルコースは肝静脈を経て全身循環に回り，筋肉や全身の組織に取り込まれます．肝臓内に取り込まれたグルコースの大部分はグリコーゲンとして貯蔵されますが，グリコーゲンの貯蔵量には限界があり，肝臓全体で70g程度とされています．遅い時間に夕食を多く摂り，運動しないですぐに就寝すると肝臓内のグリコーゲン量はすぐに飽和し，残りのグルコースは中性脂肪に変換されます．これが過剰になると脂肪肝を呈します．また全身循環に回ったグルコースも運動しなければ筋肉で消費されず，その結果，脂肪細胞に多く取り込まれて内臓脂肪や皮下脂肪に変換され，貯蔵されます．したがって，遅くて多い夕食や夜食を摂る習慣は脂肪肝や体脂肪増加の大きな原因になります．

■夕食を早めに摂ると脂肪肝は改善

　図1は夕食が22〜23時，就寝は0〜1時と夜型の生活を送っていた38歳女性で脂肪肝の方です．左は宅配業者の糖尿病用夕食7日間コースをそれまで同様22〜23時に摂取後，第1章で紹介した^{1}H-MRSで肝内脂肪量を測定した結果です．右は次の1週間で同じ宅配夕食7日間コースを18時頃に摂り，夜食は摂らずに0〜1時に就寝する生活を継続し，再検査した結果です．

　遅い夕食を摂っていた左では水分子より中性脂肪分子のピークが高くなっています．一方，同じ夕食を早めに摂った右では，水分子のピークを左と同じ高さに調節して比較すると，中性脂肪分子のピークが15％程度低下しており，同じ夕食の内容でも早い時間に摂ると，それだけで脂肪肝が改善することがわ

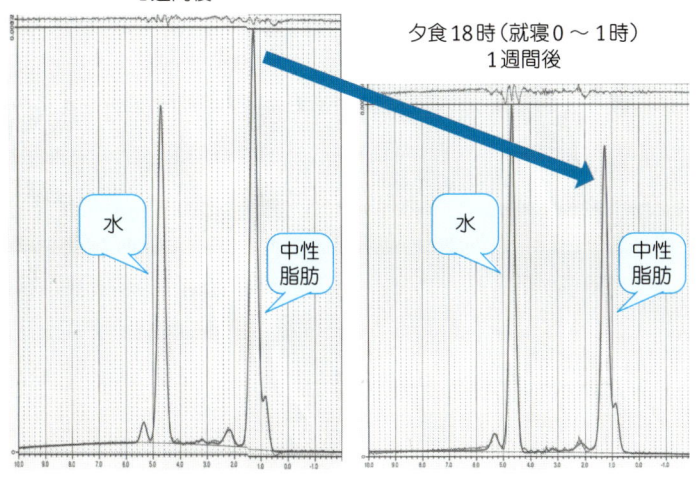

図1 38歳女性, 著明な脂肪肝の例

かります。

　多くの病院では夕食は18時, 翌日の朝食は8時です。したがって, 入院中は14時間もの絶食が続きます。私たちの検討では, 糖尿病の治療・教育目的で入院された患者さんは1〜2週間の短期間で肝内脂肪量が20〜30％程度減少します。これは摂取するエネルギー量を適正にしたことに加えて, 夕食の時間を早くした効果が大きいと思われます。それゆえ, 脂肪肝を減らすには夕食を早く摂り, その後の夜食を控えることが大切です。

■夕食の2分割はお勧めの方法

　仕事などの事情で帰宅が遅くなり, 夕食を早く摂れない方は少なくありません。そのような方にお勧めしたいのが夕食を2分割する方法です。職場などで17〜19時頃に夕食の前半を摂り, 帰宅後の遅い時間に後半の夕食を摂ります。その際, 前半の夕食は糖質＋野菜類を中心とし, 遅い時間の後半は糖質を控えて蛋白質や脂質などのおかずを中心に軽く摂ります。ただし, 揚げ物や餃子, 焼売などの衣や皮には小麦粉が含まれるため摂り過ぎに注意します。糖質を主

1. 遅い夕食は2分割を

として前半に摂り，後半に減らすのは，体を動かしている時間帯にグルコースをなるべく消費させ，脂肪肝や体脂肪の蓄積に回るグルコースを減らすためです。

　実際にこの方法を行うと，遅い時間にはおかず中心のものを軽く摂るだけなので，はじめの頃は物足りなさを感じ，軽い空腹感で就寝することになります。しかし，満腹感で就寝している人がやせるでしょうか。脂肪肝が減るでしょうか。ただ，そうは言っても夕食を極端に制限すると強い空腹感のため入眠できませんから，軽い空腹感で寝ることに慣れるのが秘訣だと私は思います。実際，この方法に慣れてきた方では確実に体脂肪も脂肪肝も改善していきます。また，軽い空腹感で寝ると翌朝の食欲が増すため，朝の欠食を防止することにもつながります。

2 朝食は早いほど有利

■朝食前血糖は時間により異なる

　図2はインスリン拮抗ホルモンとインスリン基礎分泌の日内変動を表しています（第2章の図9再掲）。糖尿病状態ではインスリンの基礎分泌能が減弱しているため，点線のように，早朝からの基礎分泌の上昇が健康な方より低下しています。すると，①と比べて②のように遅い時間では拮抗ホルモンとインス

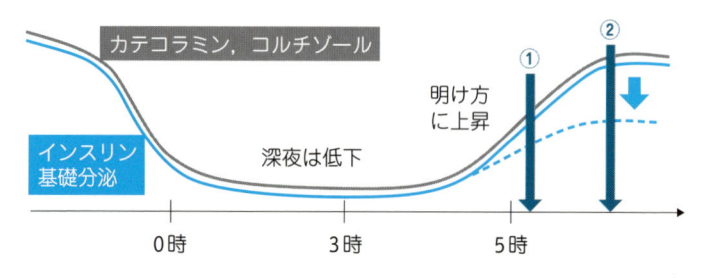

図2　インスリン拮抗ホルモンとインスリン基礎分泌の日内変動

リン基礎分泌との開きが大きく，相対的に拮抗ホルモンの作用が増強するので朝食前血糖がより高くなります．すなわち，朝食を摂らずに絶食を続けると時間が経過するほど空腹時血糖がしだいに上昇してきます．

■朝食は早い時間ほど有利

したがって，朝食を早く摂ると食前血糖も食後血糖も低くてすみますが，朝食が遅くなると朝食前血糖は高くなり，食後血糖もそれだけ高くなります．さらに，SU薬やインスリンを使用している方では，朝食が早いほど前日の薬剤作用がより多く残っています．また朝食が早いと当日の薬剤やインスリンをより早く開始することになり，日中の血糖改善につながります．逆に朝食が遅いと昼食までの時間が短くなり，朝食後に上昇した血糖が下がり切る前に昼食を迎えるため，昼食後の血糖が上昇しやすくなります．一方，朝食が早いと昼食までの時間がより長くなり，昼食前血糖が下がりやすく，昼食後の血糖上昇を抑えることにつながります．

■朝食後血糖が最も上昇しやすい

図3は当科に糖尿病治療，教育目的で入院された119例の入院翌日の血糖変動です．血糖自己測定による毎食前，1時間後，2時間後の血糖値の平均を示しています．毎食後2時間血糖より1時間血糖のほうが高いことがわかります．興味深いことに，3食の食後1時間血糖の中でも朝食後1時間血糖が最も高く，食前から食後1時間までの血糖上昇幅も朝食時が最大で，これが1日の血糖変動幅を決定しています．入院中のため3食のエネルギー量はほとんど同じですが，朝食後血糖がこれだけ上昇するのはなぜでしょうか．逆に昼食後と夕食後の血糖上昇幅が朝食時より小さいのはなぜでしょうか．

■2回目の食事の現象

以前から，second meal phenomenonと呼ばれる現象が知られており，「2回目の食事の現象」と訳されています．これは1回目の食事後の血糖より

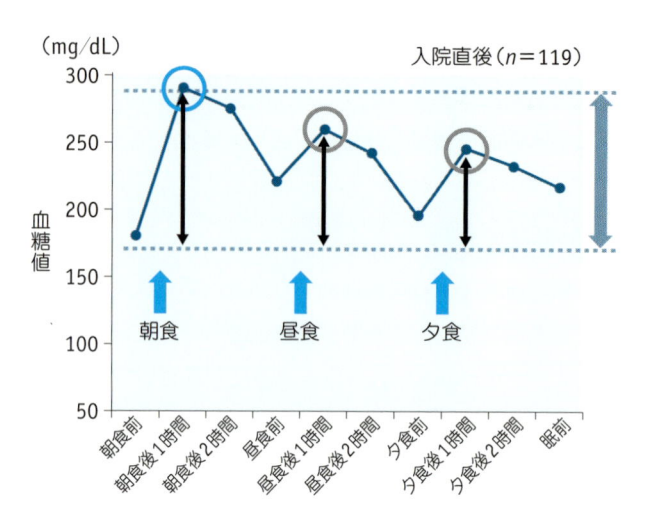

図3　同じ食事量なのに朝食後血糖が高くなる

2回目の食事後の血糖のほうが低くなるというものです．実際，図3では2回目すなわち昼食後血糖のほうが1回目の朝食後血糖より低くなっています．この機序はまだ不明な点もありますが，血中の遊離脂肪酸（FFA：free fatty acid）の濃度が深く関与していると考えられています．血中のFFAは脂肪細胞の中性脂肪が分解されて血中に放出されたものが大半です．したがって，脂肪細胞における中性脂肪分解が亢進すると血中FFA濃度が上昇します．これに対して，インスリンは中性脂肪分解を抑制し，インスリンの拮抗ホルモン（カテコラミンやグルカゴンなど）は分解を促進します．したがって，インスリン分泌量が少ない基礎分泌の時間帯，特にインスリンが最も低くなる深夜から翌朝にかけては，血中FFA濃度が高くなります．

　図4は糖尿病例におけるFFAと血糖の関係を検討した結果です．図の実線は，朝食（646kcal）前を0時間とし，4時間後に昼食（858kcal），8時間後の夕食前まで，点線はその朝食を絶食としたときのFFAと血糖の変動をそれぞれ示しています．図左の実線が朝食を摂ったときのFFAの日内変動です．朝食前のFFA濃度が1日の中で明らかに最も高く，朝食後は急速に低下し，夕

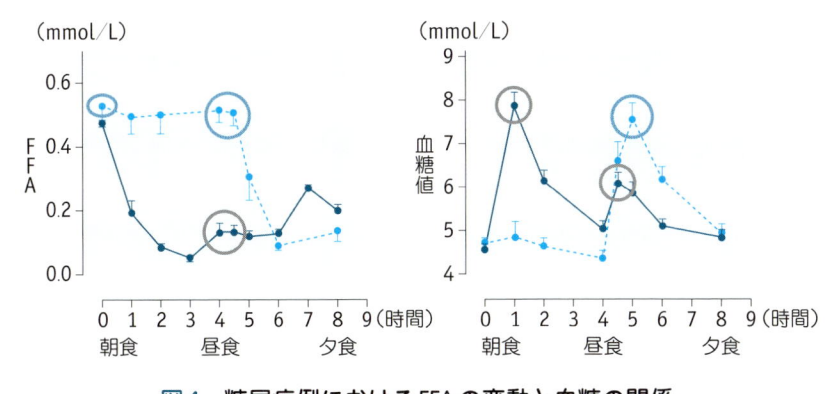

図4　糖尿病例におけるFFAの変動と血糖の関係
[Jovanovic A, et al:Clin Sci (Lond). 2009；117(3):119-27.から引用・改変]

食前にかけてしだいに上昇しますが朝食前のレベルにまでは至りません。これは前述のように，深夜から翌朝にかけてはインスリンの分泌が基礎分泌のみで，最も分泌量の少ない時間帯ですから朝食前のFFAは最も高く，朝食後の血糖上昇に応じて追加分泌されるインスリンが脂肪細胞の中性脂肪分解を強く抑制するため，朝食後にはFFAが低下することを示しています。

　FFAはインスリン作用の強力な妨害因子です。したがって，FFAが最も高い朝食前はインスリンが最も効きにくい時間帯です。図右の実線は朝食を摂ったときの血糖変動ですが，朝食は646kcalしか摂っていないのに，朝食後1時間血糖は著明に上昇しています。しかし，昼食前にはFFAは低下しており，昼食に858kcalの食事を摂っても昼食後血糖の上昇はわずかです。まさに「2回目の食事の現象」が起こっています。一方，点線のように朝食を抜くと，血糖は変化しませんからインスリンの追加分泌も起こりません。昼食前まで基礎分泌のみが続きますから，左図のFFAも昼食前まで高いままです。この時点で同じ858kcalの昼食を摂ると，朝食を摂った場合と異なり，昼食前のFFAが高いためにインスリン作用が妨害されて昼食後血糖が著明に上昇しています。このことから，朝食を摂らない1日2食の習慣は1食当たりのエネルギー量が多くなり，かつ朝昼兼用の食前FFAも高いことから食後血糖が上

昇しやすくなります。ライフスケジュールの事情でやむをえず2食の生活になる場合は仕方がありませんが，3食摂ることが可能でありながら，長年にわたって2食の生活を続けてきた方は，可能ならば徐々に1日3食の生活に変更することをお勧めしています。

3 毎ベジファースト

■食物繊維は血糖をゆっくり上昇させる

　食物繊維は主として野菜や海藻，キノコ，フルーツなどに多く含まれます。また玄米など表皮が付いた穀類や豆類にも多く含まれます。人は食物繊維を消化し，栄養源として利用することはできません。しかし，食物繊維は胃・小腸における消化・吸収速度をおだやかにします。第1章でも解説しましたが，2型糖尿病では食後のインスリン追加分泌が遅延するのが特徴です。すなわち，図5のように食後の血糖上昇に比べてインスリン追加分泌のタイミングが遅れているのが問題で，これが食後血糖を上昇させる原因になっています。そこで，血糖をゆっくり上昇させること，およびインスリンを早く分泌させることにより，両者のタイミングを接近させると食後血糖を改善させることができます。

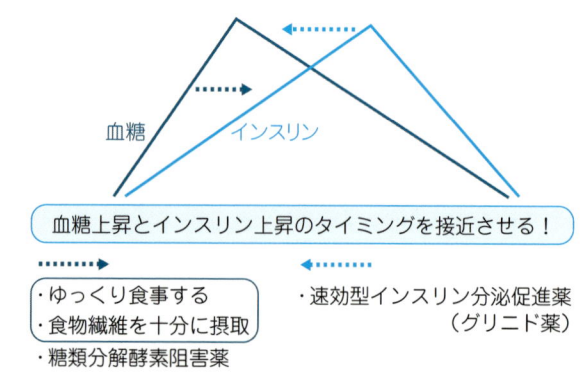

図5　食後の血糖上昇に対するインスリン追加分泌の遅延

- ゆっくり食事する
- 食物繊維を十分に摂取
- 糖類分解酵素阻害薬
- 速効型インスリン分泌促進薬（グリニド薬）

血糖上昇とインスリン上昇のタイミングを接近させる！

食後血糖をゆっくり上昇させるには，食物繊維を多く含む食事をゆっくり摂ります。薬剤としては，消化・吸収を遅らせる糖類分解酵素阻害薬と，インスリンの追加分泌を促進させる速効型インスリン分泌促進薬（グリニド薬）がありますが，まずは「ゆっくり食事＋食物繊維の摂取」を毎食こころがけることが大切です。

■ 食物繊維が胃・小腸に及ぼす作用

図6は食物繊維の効果を模式的に描いたものです。丸印が炭水化物で，その周囲に毛のような食物繊維がまとわりついているイメージです。食物繊維の一部には吸水性と膨張性に富むものがあるため，胃内で食塊が膨らみ，胃から十二指腸へ排出される時間が遅くなります。小腸に移動してきた炭水化物は糖類分解酵素によりグルコースまで分解されますが，ここでも食物繊維がまとわりついていると，消化酵素の作用が遅くなり，消化・吸収時間が延長します。この結果，血糖がゆっくり上昇し，インスリンの追加分泌とタイミングが接近することにより食後血糖が改善します。いつまでも食後血糖が高いと膵臓はインスリンを余分に分泌して血糖を低下させようとしますが，食後血糖が早く下がれば，それだけインスリンを余分に分泌しなくてすみますから，膵臓の負担

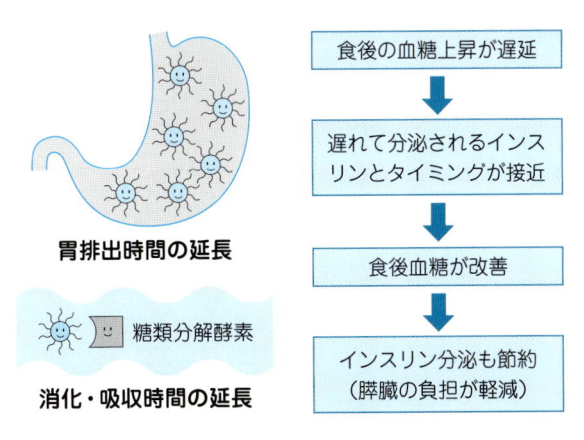

図6 食物繊維の胃・小腸に対する効果

も減ります。このような食物繊維の作用が発揮されるには，食物繊維を先に摂り，主食の炭水化物が来る前に胃や小腸で待ち構えているほうが有利です。したがって，ベジタブルを先に食べる「ベジファースト」をこころがけることが大切です。

■ 毎ベジファーストを意識する

　表1の患者さんは転居に伴って当科に紹介され，2013年3月に私の初診外来で診察しました。前医では採血検査はいつも朝食後2時間で，臨床研究に参加されていたためHbA1cとGAも同時検査されていました。3月の当科初診時も朝食後2時間で来院されたので，食後2時間血糖とHbA1c，GAを測定しました。経口薬剤はそれまでの2年間同じ内容で継続されており，これまでの検査結果を見るとHbA1cは6％台後半，GAも19％前後で推移し，血糖コントロールはおおむね安定していました。しかし気になったのは，いつも朝食後2時間で検査しているのに，血糖が高い日と低い日で80～90mg/dLも差がある点でした。ご本人に朝食の内容について尋ねると，朝食に野菜をまったく摂れなかった日の朝食後血糖はいつも200mg/dLをオーバーしており，きちんと摂った日は200mg/dLを超えていないことがわかりました。そこでこの方には，「毎日朝食に野菜をきちんと摂れば毎日の朝食後血糖が高くならず，その結果HbA1cやGAがもっと改善します。これは現在の薬剤をさらに減らせることにもつながりますよ」とお話しました。

　野菜や海藻は1日合計で350g摂ればよいのではなく，毎食時に必ず摂るこ

表1　69歳男性　SU薬，糖類分解酵素阻害薬，ビグアナイド薬を服用中

検査項目	2012 4/12	2012 6/28	2012 8/30	2012 12/6	2013 3/7
朝食後2時間血糖(mg/dL)	275	216	185	204	265
HbA1c(％)	6.7	6.8	6.4	6.9	6.5
GA(％)	19.6	19.2	18.8	19.2	20.0

とが大切です。最もよくない食事は麺類だけ，おにぎりだけ，お寿司だけ，パンだけなど炭水化物中心の低食物繊維食です。これらは短時間に効率よく消化・吸収されるため，血糖上昇とインスリン分泌のタイミングがさらにずれ，エネルギー量は多くなくても食後血糖は予想以上に高くなります。野菜を摂るにはサラダならドレッシング，炒めものなら調理用油，煮物ならみりんなどを使うためエネルギー量が増加します。しかし，余分なエネルギーを摂るデメリットより，食物繊維を摂るメリットのほうが大きいと私は説明しています。単身赴任の方は朝から野菜料理をつくる時間がないと言われますが，前日夜に野菜を湯がいておいて冷蔵庫に保存しておけば，翌朝にポン酢やドレッシングをかけてすぐに食べられますし，最近はコンビニでも様々な調理済の野菜パックやサラダなどが販売されています。その気になれば簡単に朝食から野菜を摂ることができます。なお「毎ベジファースト」と言っても，野菜を完全に食べ切ってから，主食と主菜を食べるという厳密なものではありません。あくまで前半に野菜を多く摂るという意識で結構です。また野菜ジュースの可否についてよく質問を受けますが，市販の野菜ジュースには果汁がブレンドされているものが多く，これを食事に先立って一気に飲むと果汁中の糖質が短時間に吸収されて血糖が急速に上がり，かえって逆効果になる場合もあります。野菜の代わりに利用するのであれば，ゆっくり少しずつ飲むほうがよいと思います。

4 プレバイオティクスの効果

■ プレバイオティクスと腸内細菌

　ヒトの小腸下部から大腸にかけては100兆個もの腸内細菌が活動しています。図7のように腸内細菌は3種類に大別されます。ヒトの健康増進に役立つ働きをするのが有用菌で，乳酸桿菌やビフィズス菌などが代表的な菌種です。逆に毒素や炎症を起こす物質を排出するのが有害菌で，ブドウ球菌や一部の大腸菌，ウェルシュ菌などが該当します。両方の性質を持ち，普段は中立ですが

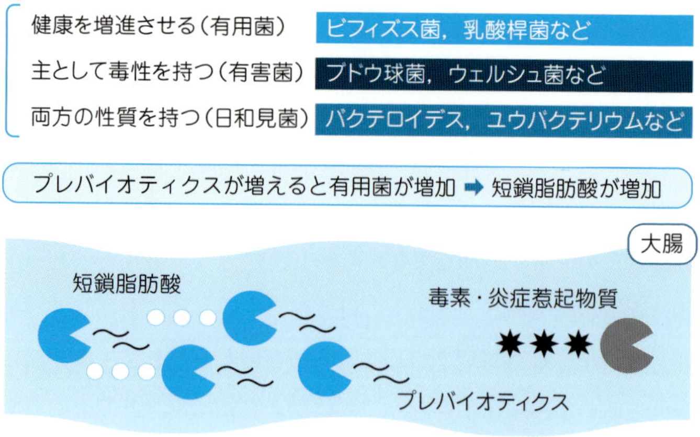

健康を増進させる（有用菌）	ビフィズス菌，乳酸桿菌など
主として毒性を持つ（有害菌）	ブドウ球菌，ウェルシュ菌など
両方の性質を持つ（日和見菌）	バクテロイデス，ユウバクテリウムなど

プレバイオティクスが増えると有用菌が増加 ➡ 短鎖脂肪酸が増加

図7　プレバイオティクスと腸内細菌

　有用菌と有害菌のバランスが傾くと優勢の側につくのが日和見菌です。菌数としては最も多く，バクテロイデスやユウバクテリウムなどの菌種が該当します。有用菌の特徴は一部の水溶性食物繊維や難消化性オリゴ糖類（単糖類が2〜10個程度結合したオリゴ糖類の中でヒトの消化酵素で分解されにくいもの）を発酵して細菌数が増加し，発酵時に代謝物として酢酸やプロピオン酸，酪酸などの短鎖脂肪酸（SCFA：short chain fatty acid）を細胞外に排出することです。このような有用菌の発酵源となる食材をプレバイオティクスと呼びます。プレバイオティクスを多く摂取すると有用菌の数自体が増加し，有害菌が減少するため，腸内細菌のバランスが変わります。その結果，SCFAの産生量が増加し，毒素や炎症惹起物質の産生量が減少します。

■短鎖脂肪酸は血糖を改善させる

　有用菌が産生するSCFA，有害菌が産生する毒素や炎症惹起物質はかなりの部分が体内に吸収され，門脈経由で肝臓に流入します。SCFAの一部は肝臓でエネルギー源として利用されますが，大部分は全身循環に回り，全身の細胞で様々な作用を発揮します。最近注目されている作用は図8のように脂肪細胞に作用して中性脂肪の分解を抑制して血中のFFA濃度を下げることで

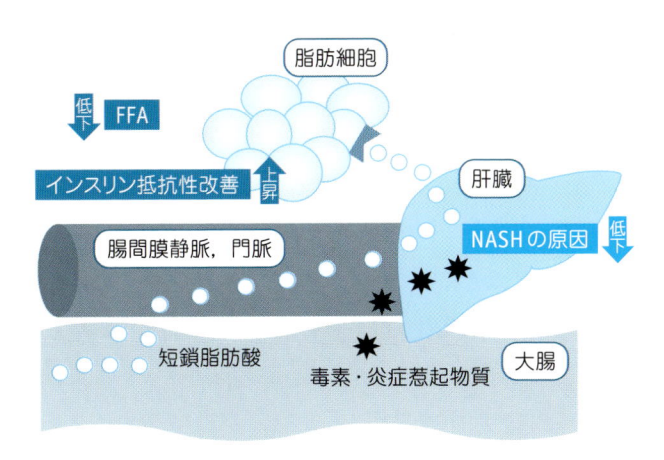

図8　短鎖脂肪酸はFFAを減少させてインスリン感受性をアップ

す。FFAはインスリン作用の強力な妨害因子ですから，FFAの減少はインスリン感受性を増加させます。有害菌由来の毒素や炎症惹起物質は，肝臓に流入すると非アルコール性の脂肪肝炎（NASH：non-alcoholic steatohepatitis）の原因になる可能性が指摘されています。NASHは飲酒しないのに脂肪肝と肝炎を発症し，一部の症例は肝硬変から肝癌まで進行する厄介な疾患です。そこで，有用菌の発酵源となるプレバイオティクスを多く摂ると，有用菌からのSCFAが増加してインスリン感受性が改善すると同時に，有害菌が相対的に減少してNASHの予防や治療につながる可能性が期待されます。さらにSCFAは小腸下部や大腸上部の腸管粘膜内に存在するL細胞に作用してGLP-1（glucagon-like peptide-1）の分泌を増加させることもわかってきました。GLP-1はインスリンの追加分泌促進やグルカゴン分泌抑制に作用するペプチドホルモンですが，GLP-1の作用が増強すると血糖が改善することから，現在ではGLP-1受容体作動薬や，GLP-1の分解酵素であるDPP-4（dipeptidyl peptidase-4）の阻害薬が糖尿病の治療薬として使用されています。このように，プレバイオティクスを多く摂るとGLP-1の分泌増加による血糖改善効果も期待できます。

4．プレバイオティクスの効果

■ プレバイオティクスは野菜に多く含まれる

　プレバイオティクスは有用菌の発酵源となるもので，一部の水溶性食物繊維や難消化性オリゴ糖が主なものです．難消化性オリゴ糖にはラフィノースやフラクトオリゴ糖，キシロオリゴ糖，大豆オリゴ糖などがあり，これらはネギ，タマネギ，ゴボウ，キャベツ，アスパラガスなどの野菜類，トウモロコシや大豆，麦類，ジャガイモなどに多く含まれます．したがって，野菜を多く摂ることは水溶性食物繊維と難消化性オリゴ糖の両方，すなわちプレバイオティクスを多く摂ることになります．以上から，野菜は胃・小腸に対しては消化・吸収をおだやかにして血糖の上昇を緩徐にし，インスリンの分泌とタイミングを接近させることにより食後血糖を良くする効果がありますが，さらに大腸に対しては腸内細菌の有用菌にプレバイオティクスとして働き，SCFAを増加させてインスリン抵抗性改善とGLP-1分泌増加を介する血糖改善にも寄与しています．

5 野菜の摂り過ぎにも注意を

■ 食物繊維の1日推奨量

　日本糖尿病学会は1日の食物繊維摂取量を20～25g以上としています．これは20～25gでよいという意味ではなく，それ以上摂ってもかまわないという意味です．図9は米国糖尿病学会推奨の食事（食物繊維量1日24g）を摂った場合と，これに食物繊維をさらに添加して約2倍の1日50gにした場合の血糖とインスリンの比較です．図9左が血糖の日内変動ですが，1日24gの推奨食を摂った場合は朝食後血糖が最も高く，昼食後血糖の上昇幅は小さくなっており，「2回目の食事の現象」が認められます．夕食前の血糖は朝食前に近いレベルまで低下していますが，夕食後の血糖上昇は朝食後ほど高くはありません．おそらく夕食前のFFAが朝食前のレベルほど高くないからだと思われます．1日50gの高繊維食を摂った場合は，エネルギー量と栄養バランスは変わ

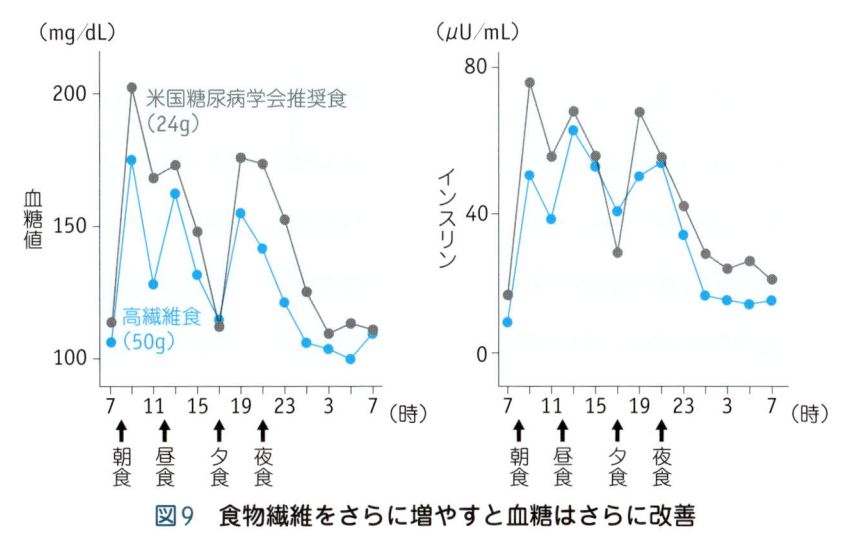

図9　食物繊維をさらに増やすと血糖はさらに改善

[Chandalia M, et al：N Engl J Med. 2000；342(19)：1392-8.より引用・改変]

らないにもかかわらず，朝食後から昼食前にかけての血糖と夕食後から翌朝にかけての血糖が明らかに低下しています。

図9右はその際のインスリン日内変動ですが，50gの高繊維食では朝食後から昼食前，夕食後から翌朝にかけてのインスリン分泌が節約されていることがわかります。これは高繊維食により毎食後血糖が低下したことで，余分にインスリンを分泌する必要がなくなったためと考えられ，膵臓の負担が軽減していることがわかります。

■ **過剰な食物繊維摂取のデメリット**

食物繊維を多く摂ることのデメリットもあります。食物繊維は水溶性繊維と不溶性繊維にわけられますが，根菜や葉野菜，豆類には不溶性繊維が多く含まれます。不溶性食物繊維の大部分はプレバイオティクスにはならず，便として排泄されます。すなわち不溶性食物繊維は便の構成要素として重要であり，適量を摂ると便秘の解消につながります。しかし，過剰に摂ると硬便傾向になって便秘が悪化したり，逆に下痢を起こしたりする場合があります。また脂溶性

ビタミンや脂質，ミネラルの吸収を低下させる可能性もあります．したがって，野菜を多く摂れば血糖がさらに良くなることが期待できますが，その際には十分な水分を一緒に摂ることが大切です．また便通の調子がかえって悪くなるようなら，それ以上は無理して摂らないように注意します．

6 玄米食を始めませんか

■玄米食は糖尿病の新規発症を低下

図10は米国で行われた玄米食と全穀粒（表皮付の穀類，糠，胚芽，胚乳などの混合物）が糖尿病の新規発症率に及ぼす影響を14〜22年にわたって調査した3つの大規模研究を総合解析した結果です．総対象者は男性が約4万名，女性は約15万7,000名にものぼります．シリアルを朝食に摂る人が多い欧米では，玄米の研究がよく行われています．図10-aは1日50gの玄米を摂る集団と白米しか摂らない集団の比較です．50gの玄米のエネルギーは1食分にも及

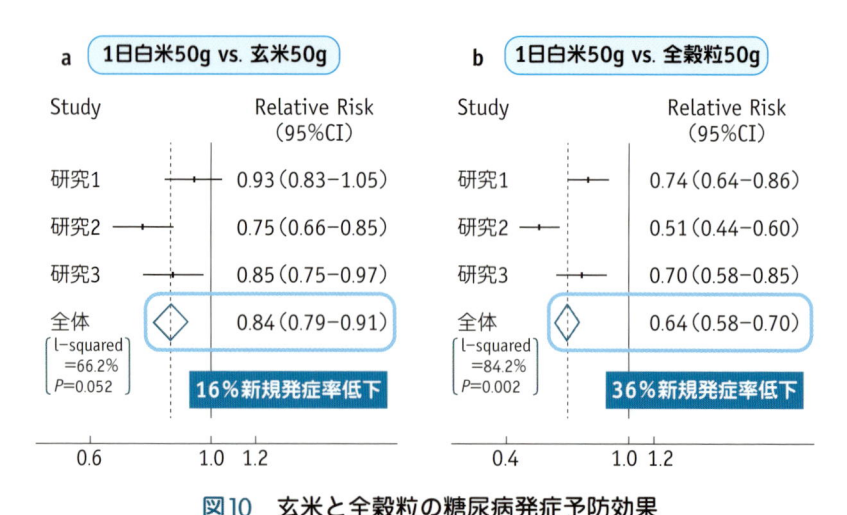

a 1日白米50g vs. 玄米50g		b 1日白米50g vs. 全穀粒50g	
Study	Relative Risk（95%CI）	Study	Relative Risk（95%CI）
研究1	0.93（0.83−1.05）	研究1	0.74（0.64−0.86）
研究2	0.75（0.66−0.85）	研究2	0.51（0.44−0.60）
研究3	0.85（0.75−0.97）	研究3	0.70（0.58−0.85）
全体 (I-squared=66.2%, P=0.052)	0.84（0.79−0.91）　**16％新規発症率低下**	全体 (I-squared=84.2%, P=0.002)	0.64（0.58−0.70）　**36％新規発症率低下**

図10　玄米と全穀粒の糖尿病発症予防効果
［Sun Q, et al：Arch Intern Med. 2010；170(11)：961-9.より引用・改変］

ばないわずかな量にすぎませんが，白米を50g摂る対照集団に比して，糖尿病の新規発症率は16％低下しています。図10-bは同様に全穀粒を50g摂る集団の場合ですが，対照集団より36％も低下しています。

■ 玄米には血糖を良くする様々な成分が

表2は白米と玄米の100g当たりの成分比較です。エネルギー量はほぼ同じで，炭水化物と蛋白質の量も変わりません。脂質は糠の部分に含まれる分，玄米のほうが若干多くなっています。また，玄米では白米の6倍の食物繊維が含まれているため，グリセミック指数でみると白米の80程度に対して玄米は60程度と低く，食後血糖の改善効果が期待できます。しかし，それ以外にも玄米にはインスリンの作用に関与する成分が白米より3〜5倍多く含まれています。マグネシウムは全身の細胞内に取り込まれ，細胞内のインスリン作用の

表2　玄米と白米の組成比較

栄養素	玄米（100g当たり）	白米（100g当たり）
エネルギー	350kcal	356kcal
炭水化物	73.8g	77.1g
脂質	2.7g	0.9g
蛋白質	6.8g	6.1g
ナトリウム	1mg	1mg
カリウム	230mg	88mg
カルシウム	9mg	5mg
マグネシウム	110mg	23mg
鉄	2.1mg	0.8mg
マンガン	2.05mg	0.8mg
ビタミンB_1	0.41mg	0.08mg
ビタミンE	1.2mg	0.1mg
食物繊維	3.0g	0.5g

伝達に関わる様々な酵素の活性を安定化させる働きがあります。海外の疫学調査では，マグネシウムの摂取量が低下するとメタボリックシンドロームとインスリン抵抗性をきたしやすく，糖尿病の発症率を増加させると報告されています。カリウムは体内のナトリウムとのバランスを維持して血圧を正常化させる作用のほかにも，筋肉細胞内の膜電位の安定化や酵素活性の調節を介して，インスリン作用の安定化に関わっています。またビタミンB_1不足は脚気の原因になることが知られていますが，ビタミンB_1は細胞内でのグルコース代謝に関わっており，血糖調節の維持に役立っています。このほかにも，玄米にはガンマアミノ酪酸やガンマオリザノールなどのインスリン分泌を増加させる作用をもつ成分が白米より多く含まれています。

■玄米を手軽に摂る

　1日1食を玄米に変えるだけでも血糖改善効果が期待できます。これまで玄米を炊くには圧力鍋が必要でしたが，最近の電気炊飯器には玄米を炊くことができるものもあります。また冷凍や冷蔵の1人前パックも販売されており，単身赴任の方でも手軽に利用できます。家族は白米で，1人だけ玄米を摂るのは難しいと言う方には，1週間分まとめて炊いて1人前ずつを小さな容器に冷凍しておくことを勧めています。私自身も玄米が好きですが，私以外の家族は食べないので，日曜日にまとめて炊いて小分けにして保存しています。

　また，最近のシリアルは市販品以外にも自家製の商品を販売する専門店もあり，玄米に加えて表皮付のオーツ麦や大麦，小麦なども使用したユニークな製品が販売されています。これら表皮付の麦類にも玄米と同様の成分が含まれ，血糖改善効果が期待できるため，お勧めです。

7　不必要な間食は要注意

■間食は低繊維・高糖質だから問題

　「毎ベジファースト」の項でも述べましたが，食物繊維は胃・小腸に作用して炭水化物の消化吸収を遅らせて血糖をゆっくり上昇させるため，遅れて出てくるインスリンとタイミングが接近する結果，食後血糖を改善させる効果がありました。これを裏返せば，図11のように食物繊維が少なく，かつ砂糖など消化吸収の早い単純糖質中心の食べ物を摂ると急速に血糖が上昇し，インスリンとのタイミングがますます開いてしまいます。これは食後血糖を予想以上に上昇させることにつながります。このような食べ物の大半が間食やおやつとして摂取されるお菓子類です。すなわち間食はエネルギー量が多くなくても，低繊維・高糖質の食品が中心であることが問題なのです。

■間食を摂ると次の食前血糖も上昇

　間食の大半は和菓子や洋菓子，フルーツなどです。一緒に糖質入りのジュース類や砂糖を入れた紅茶やコーヒーが飲用される場合もあります。これらのエネルギー量は通常の食事に比べればわずかですが，血糖が急速に上昇し，元のレベルまで下がるのにも時間がかかります。間食の内容と時間によっては血糖が元のレベルに下がりきる前に次の食事の時間がきてしまうこともあります。その場合，図12のように次の食前の血糖は間食を摂らない日より高くなり，そ

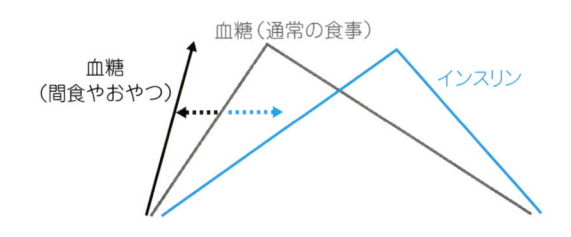

図11　間食時は血糖とインスリンのタイミングがさらに開いてしまう

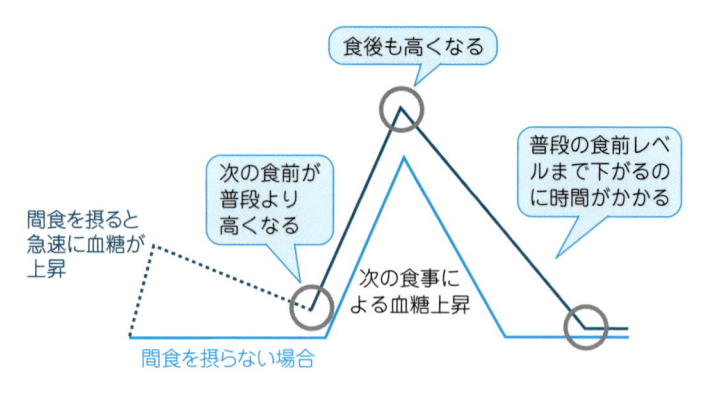

図12　間食の影響は長く続くことがある

(図中ラベル：食後も高くなる／次の食前が普段より高くなる／普段の食前レベルまで下がるのに時間がかかる／間食を摂ると急速に血糖が上昇／次の食事による血糖上昇／間食を摂らない場合)

れだけ食後血糖も高くなります。普段以上に食後血糖が高くなると，インスリンの分泌力が低下している糖尿病患者さんでは普段の食前血糖まで下がるのにも時間がかかります。経口薬やインスリンを使用している場合でも，普段以上に血糖が高いと相対的に薬剤量不足になりますから，やはり血糖が元に戻るのに時間がかかります。したがって，エネルギー量が少ない間食でも，血糖に及ぼす影響は予想外に長く続く可能性があります。

■ 必要な補食と不必要な間食の区別を

　1型糖尿病でも育ちざかりのお子さんが摂るおやつ，スポーツや労働でエネルギー量の補給が必要な場合，普段以上に食事間隔があく場合，胃切除手術後で一度に食事がまとまって摂れない場合，食後血糖の上昇を徹底的に抑えるために1日のエネルギー量を4～6食に分割する妊婦さんなどでは，間食ではなく補食ととらえます。その場合はむしろ糖質をしっかり摂取する必要があります。補食だとしても血糖は当然上昇しますからどの程度のエネルギー量を摂るか，経口薬やインスリンを臨時で使用するかどうかを医師や栄養士と相談しておきます。しかし，不必要な間食は控えるべきで，必要な補食か不必要な間食かを区別することが大切です。お菓子やフルーツがいけない食品とは思いません。不必要な間食としてではなく，食後のデザートとして少量摂ることを勧め

ています。ただし，夕食後の過剰なデザートは体脂肪増加や脂肪肝の原因になりやすく，これから体を動かす朝食や昼食の後に摂るほうが有利だと思います。

8 アルコールは低血糖の誘発因子

■空腹時血糖を維持する仕組み

図13は空腹時血糖を80～100mg/dLに維持する仕組みです。第1章でも解説しましたが，血糖100mg/dLは血液1dL（100mL）中にグルコースが100mg溶けているという意味です。ヒトの血液量は体重の約8%ですから，成人では5L程度です。したがって，100mg/dL⇒1g/L⇒5g/5Lに相当します。すなわち，血糖が100のときには全身の血液中にグルコースが5g存在していることを意味します。しかし，ヒトは安静にしていても1時間あたり7～10g程度のグルコースを消費していますから，5g程度のグルコースでは全然足りません。眠前の血糖100mg/dLが翌朝まで同じ値で維持されるのは，肝臓が常に消費量と同量のグルコースを産生して血液中に放出しているからで，これを肝糖産生と呼びます。肝糖産生と全身の消費量が釣り合っていれば，

食前，食間，夜間　　　　　　　　　100mg/dL＝5g/5L

肝臓　→　肝糖産生＝安静時糖消費量（7～10g/h）

肝糖産生＞安静時糖消費量　→　空腹時血糖↑
肝糖産生＜安静時糖消費量　→　空腹時血糖↓

肝糖産生＝グリコーゲン分解＋糖新生

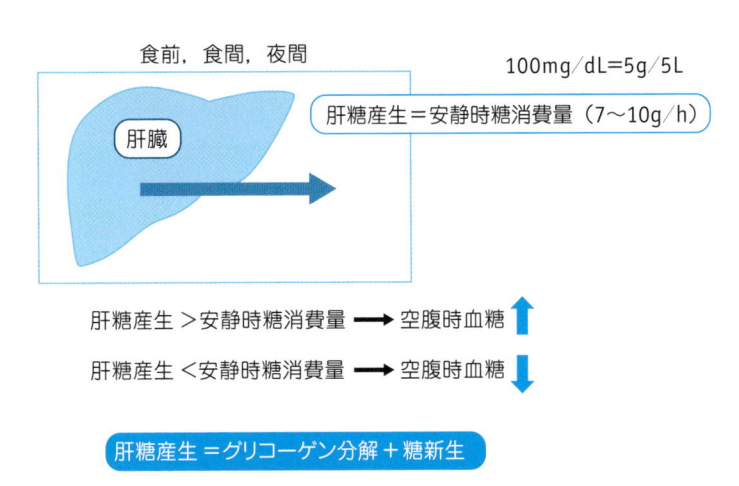

図13　肝糖産生が深夜から翌朝の空腹時血糖を維持

眠前から翌朝まで空腹時血糖は同じ値で維持されます。しかし，肝糖産生が消費量より少なくなると低血糖に陥り，逆に消費量より増加すると高血糖をきたします。ちなみに，肝糖産生は肝臓に貯蔵したグリコーゲンの分解とグルコースを合成する糖新生で成り立っています。夕食時や眠前にアルコールを多く摂ると，深夜から翌朝にかけて低血糖が起こりやすくなりますが，これはアルコールが糖新生を低下させるからです。

■アルコールが糖新生を低下させる機序

アルコールには血糖を上げる作用と下げる作用の両方があります。前者はアルコールが代謝される際にわずかな量ですが，プロパンジオールやブタンジオールなどのジオール類と呼ばれるインスリン作用を妨害する代謝物が産生されるからです。しかし，実際に問題になるのはむしろ低血糖を誘発する作用です。

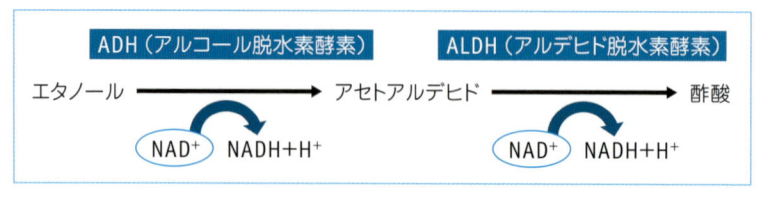

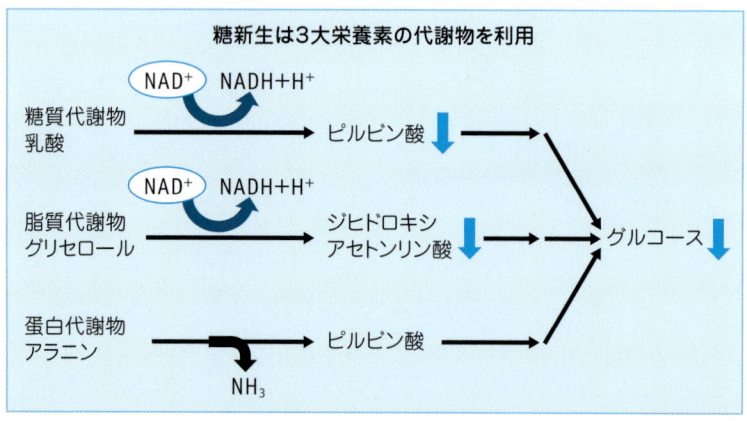

図14 アルコール多飲は肝臓のNAD⁺を欠乏させて糖新生を抑制する
NAD⁺：ニコチンアミドアデニンジヌクレオチド（補酵素）

図14に肝臓のアルコール代謝を簡単に示します。エチルアルコール（エタノール）は肝臓で代謝されてアセトアルデヒドを経て酢酸になり，最終的には水と炭酸ガスになります。この代謝に関わる酵素がアルコール脱水素酵素（ADH：alcohol dehydrogenase）とアルデヒド脱水素酵素（ALDH：aldehyde dehydrogenase）です。どちらの酵素も補酵素としてニコチンアミドアデニンジヌクレオチド（NAD^+）を利用します。したがって，アルコールを多飲したときには肝臓のNAD^+がアルコールの代謝に利用されます。しかし，NAD^+は糖新生の最初のステップの酵素の補酵素としても利用されています。糖新生の材料となる基質としては，50％程度が糖質代謝物の乳酸，30％程度が脂質代謝物のグリセロール，残りが蛋白代謝物のアミノ酸のアラニンが用いられます。したがって，乳酸とグリセロールが糖新生の基質の80％程度を占めますが，この両者の糖新生の最初のステップでもNAD^+が補酵素として利用されるのです。ところがアルコールを多飲したときはその代謝にもNAD^+が利用されるため，糖新生に必要なNAD^+が欠乏する結果，糖新生が低下し，低血糖を起こすことになります。

■ 深夜の低血糖は自覚できない

　低血糖症状の大半は動悸，冷や汗，手指のふるえなど，交感神経の亢進症状です。しかし，深夜は副交感神経優位で交感神経の活動は低下しています。そのため，日中に低血糖が起こって気がつく方でも，深夜の低血糖は自覚できないことが多いのです。ときどき，血糖自己測定を行っている方から「お酒を飲むと血糖が上がると聞いていましたが，飲酒した翌朝の血糖は普段よりかえって良くなっていることがあります。なぜですか？」と質問されることがあります。これは危ない話で，低血糖までは至っていないから良かったのですが，普段より糖新生が抑制されて血糖が悪い意味で低下していることを示しています。患者さんの中にはこれを誤解して，飲酒したほうが実は血糖が下がるから良いのだと思って，むしろ酒量を増やす方がおられるかもしれません。夕食時や寝酒にアルコールを多飲すると深夜に低血糖が起こりやすいこと，しかし自

表3　アルコール飲料の適量の目安

種類	アルコール濃度	目安量
ビール	4～6％	500mL（中ビン1本）
日本酒	12～15％	180mL（1合）
ワイン	12～15％	180mL
焼酎	20～30％	100mL（0.6合）
ウイスキー／ブランデー	40～45％	50mL

覚できにくいことを日頃から患者さんによくお話しておくことが大切です。また，質問された方のように血糖自己測定を深夜に行って，飲酒時と非飲酒時でどの程度血糖が違うのかをチェックしてみることも有用な情報になります。

■飲酒の可否は主治医とよく相談を

　糖尿病患者さんのすべてが飲酒厳禁というわけではありませんが，使用している薬剤やインスリンの種類と使用量，血糖コントロールの状況，合併症の有無と程度，他の疾患の有無などにより，飲酒の可否は異なります。飲酒可能かどうか，その場合の酒量や飲む時間については，主治医とよく相談しておく必要があります。一般的には週に2日は控えること，1日の量は表3に示す1単位程度（純粋なアルコール量で25～30mL）にとどめておくことが原則です。

9　水分不足は厳重注意

■夏季の熱中症が急増中

　最近の日本の夏は異常で，本土でも亜熱帯に来ているようです。昨今の節電対策も加わって熱中症のさらなる増加が心配されています。熱中症は毎年7月上旬から9月中旬に発症が集中しています。熱中症による死亡者の約8割は高

表4 熱中症の分類

種類	原因	主な症状
熱疲労	発汗過剰→体内の水分量低下	頭痛，めまい，嘔吐，脱力
熱痙攣	発汗過剰→体内の塩分不足	筋肉のつり，痛み，痙攣
熱失神	高温の環境での活動→血圧低下	めまい，失神，頻脈，尿量減少
熱射病（日射病）	体温調節機能が障害→体温上昇	意識障害，異常な行動，40度以上の体温

齢者で，屋内で倒れる方も多いのが特徴です．熱中症は1つの病気ではなく，**表4**に示す4つの異常をまとめて熱中症と呼んでいます．最初の異常は発汗過剰による水分と塩分の喪失で熱疲労と熱痙攣が起こりますが，重症化して熱射病に至ると死亡する危険性もあり医療機関への救急搬送が必要です．

■脱水症はオールシーズン起こりうる

　熱中症の際の脱水は暑さが原因ですが，糖尿病患者さんでは暑さ以外の原因による脱水にも要注意です．特に，①シックデイ時の発熱や嘔吐，下痢などによる水分喪失，②利尿薬やSGLT-2（sodium glucose cotransporter-2：Na^+／グルコース共輸送体-2）阻害薬など尿量を増加させる薬剤の服用，③アルコール多飲時のアルコール利尿による一時的な尿量増加，④血糖コントロール不良状態に伴う尿糖増加と浸透圧利尿による尿量増加，などはオールシーズンの脱水症の原因になります．通常，体内の水分が減少すると浸透圧上昇や体液量減少を検知して口渇中枢が刺激され，のどの渇きを自覚しますが，高齢者では口渇中枢の機能が低下しています．また尿量増加をきたす薬剤の長期使用や高血糖の慢性的な持続によって，本人も脱水状態に慣れてしまい，口渇感を必ずしも感じない場合があります．

■脱水症は薬剤の副作用や合併症悪化の原因に

　脱水が原因で重篤な副作用をきたす可能性のある薬剤にビグアナイド薬（メトホルミン）があります。メトホルミンは50年以上前から使用されており，糖尿病薬の中で最も薬価が低い薬剤です。体重増加をきたさず，脂肪肝減少によるインスリン抵抗性改善作用があり，単剤の使用では低血糖も起こしにくく，血清脂質の改善効果も期待できることから，世界中で広く使用されています。しかし，本剤は重篤な副作用として稀に乳酸アシドーシスをきたすことが知られています。これまでに報告された乳酸アシドーシスの副作用レポートを見ると，シックデイや熱中症による脱水が大きな原因の1つになっています。また脱水に陥ると様々な合併症が発症，悪化することも問題です。特に水分補給が不十分で脱水や血圧が改善されないと，腎機能悪化や血液濃縮による血栓形成から脳梗塞や心筋梗塞の発症が問題となります。

■日頃から水分摂取の意識づけを

　のどが渇いたと感じた時点で既に軽い脱水になっており，汗をよくかいたとき，筋肉が疲れたと感じたり，つったりしたときは塩分不足もきたしている可能性があります。水分と塩分の両方の補給にはスポーツ飲料が便利ですが，糖質が含まれるものも少なくありません。購入時にカロリーや糖質の表示に注意して選びますが，人工甘味料を使用したものは問題ありません。また塩分入りのタブレットは手軽に塩分を補給できますから外出する際に携帯しておくと便利です。日頃からこまめな水分補給を意識付けることが大切で，定期的に水やお茶を飲むよう指導します。水分量は食事以外に1日最低1L，夏季には最低2L程度を目安にします。ただし，SGLT-2阻害薬や利尿薬服用中の場合はさらに増量すべき場合もあり，逆に慢性の腎不全や心不全などで飲水量を制限すべき場合もあるため，水分量と塩分量については日頃から主治医とよく相談しておくことが大切です。なお，夏季に表4に示す熱中症の症状を呈した場合は，①戸外の場合は涼しい屋内や木陰に移動させ，②襟元や首周囲を広げて風を当てやすくし，③体温を最も下げやすい頸部と腋下，大腿に冷却シートや凍

らせた保冷剤をタオルで巻いたものを当てる、といった応急処置をとりながら水分と塩分を補給します。ただし、意識障害をきたしている場合は医療機関に救急搬送します。

10 室内の家事や日常の活動も立派な運動です

■運動により期待される効果

運動には幾つもの効果があります。体を動かすことの爽快感や充実感、ストレス解消など精神衛生上の効果と、心肺能力や筋力、関節可動性など身体機能の向上効果がまず挙げられます。さらに代謝的には、①運動の急性効果で血糖が低下（筋肉のブドウ糖利用が促進され、筋肉への糖取り込み増加により運動中や運動後の血糖が低下）、②運動の慢性効果で血糖が低下（習慣的な運動による筋肉のインスリン感受性改善により運動以外の時間も血糖が改善）、③エネルギーバランスの改善（エネルギー消費量増加により、肥満の改善に寄与）などの効果が期待できます。

■代謝当量とエネルギー消費量

METs（メッツ）という用語をよく耳にします。metabolic equivalentsの略で「代謝当量」と訳されています。これは安静時に消費するエネルギー量を1.0とした場合、ある生活活動や運動がその何倍量に相当するかを示す数値です。表5は日常生活や運動活動におけるMETsの例ですが、様々な活動やスポーツの詳細な数値はWeb上で簡単に検索できます。

METsの数値が実際にどれだけのエネルギー量消費に相当するのかは以下の推測式で簡単に計算できます。

$$\text{エネルギー消費量 (kcal)} = \text{METs} \times \text{体重 (kg)} \times \text{時間 (h)} \times 1.05$$

表5 日常生活，運動活動におけるMETsの例

	日常生活	運動・スポーツ
3.0	普通歩行（4km/h），掃除全般	
3.5	台所仕事，洗濯物干し，洗車	早足歩行，ゆっくり自転車（9km/h）
4.0	階段ゆっくり昇降，ベビーカー	通勤自転車（16km/h），軽いエアロビクス
4.5		水中歩行，背泳
5.0		平泳ぎ，スクワット

〔国立健康・栄養研究所：(http://www0.nih.go.jp/eiken/programs/2011mets.pdf) より改変〕

　最後の係数1.05はほとんど1.00と見なしても計算値に大した違いはありません．したがって，体重60kgの方が3.0METsの掃除を1日合計0.5時間すれば90kcal，3.5METsの台所仕事や洗濯物干しを1日合計1時間すれば210kcal，合計すると300kcalになります．これまで運動習慣のなかった糖尿病患者さんには，1日150～200kcal程度の歩行などから開始することが勧められていますが，日常生活上の活動でもある程度のエネルギー量を消費していることがわかります．したがって，散歩や水泳，スポーツジムに行けなくても，オフィスや家内での立ち仕事，スクワットなどの簡単な運動でも十分な効果が期待できます．

■日常の軽い活動でも血糖は改善

　図15は20例の軽症2型糖尿病患者さんを対象として，種々の活動が血糖に及ぼす影響を検討した結果です．全例が3種類の活動をそれぞれ別な日に行って，活動の種類により1日の血糖やインスリンの変動がどの程度異なるかを調べています．①はずっと坐位で過ごした場合ですが，図15左の10.5時間の血糖値総和は最も高く，図15右のインスリン値総和を見ても膵臓は最も多くのインスリンを分泌しています．③は朝食後に6.0METs前後の自転車エルゴメーターを45分こいで運動した日です．①に比べて，明らかに血糖値総和もインスリン値総和も低くなっています．しかし，この検討で重要な結果は②の

20名の2型糖尿病例における①～③の比較試験

①日中坐位
②毎食後15分散歩，家事，庭仕事など（～3METs）
③朝食後45分自転車エルゴメーター（～6METs）

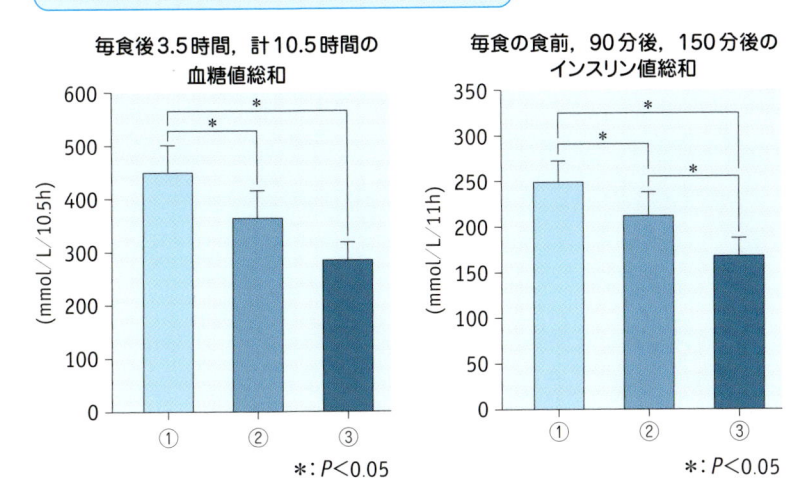

図15 軽い活動でも実際に血糖は改善
[van Dijk JW, et al: Diabetes Care. 2013；36(11)：3448-53.より引用・改変]

場合です。②は毎食後わずか15分間だけ3.0METs程度の歩行や家事，庭仕事などの軽い活動を行った結果ですが，③ほどではないにせよ，①と比べて血糖値総和もインスリン値総和も低くなっています。すなわち，軽い活動でも血糖は低下し，膵臓は余分にインスリンを出す必要がないのでインスリン分泌も節約されているのです。既にジョギングや水泳などを行っている方はそれで結構ですが，運動習慣のない方で歩く時間がない場合は，とりあえず日常生活での活動を少しずつ増やすことから考えます。

11　睡眠不足の解消を

■睡眠不足は血糖を上昇させる

　図16は健康人9名を対象として，睡眠時間を8.5時間とした場合と4.0時間に制限した場合とで，それぞれ翌日に人工膵臓を使用して筋肉と肝臓のインスリン感受性を検討した結果です．わずか1日の睡眠時間の制限でも，筋肉のインスリン感受性は低下し，肝臓のインスリン抵抗性は増大していることがわかります．この結果から睡眠時間が短くなると血糖が上昇することが推測されます．

　また，図17は健康人が4時間睡眠を5日間続けた場合，10時間睡眠と比べて1日の血糖変動がどの程度異なるかを連続グルコースモニタリング装置で調べた結果です．縦軸の血糖の単位，1.0mmol/Lは18mg/dLに相当します．4時間睡眠の場合10時間睡眠と比べ，夜間から日中を通じて1日全体の血糖が高くなっており，値にするとおよそ1.0～1.5mmol/L高くなっていますから，18～27mg/dL程度上昇していることがわかります．

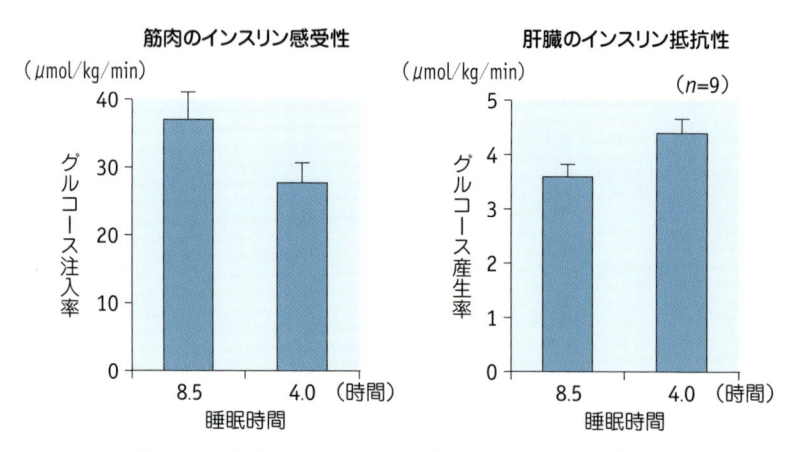

図16　健康人のインスリン感受性と睡眠時間の関係

［Donga E, et al：J Clin Endocrinol Metab. 2010；95(6)：2963-8.より引用・改変］

連続グルコースモニタリングで睡眠時間10時間と4時間を比較（n=14）

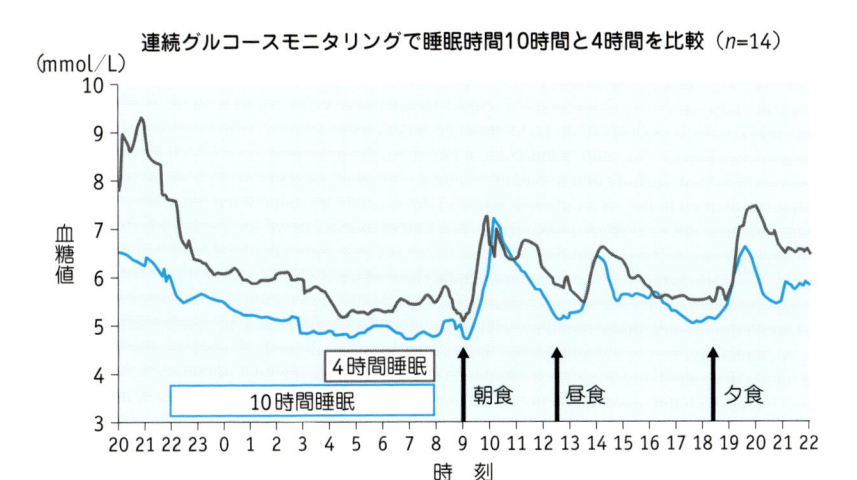

図17 健康人が5日間睡眠を短縮（4時間）すると血糖が上昇

［Reynolds AC, et al：PLoS One. 2012；7(7)：e41218.より引用・改変］

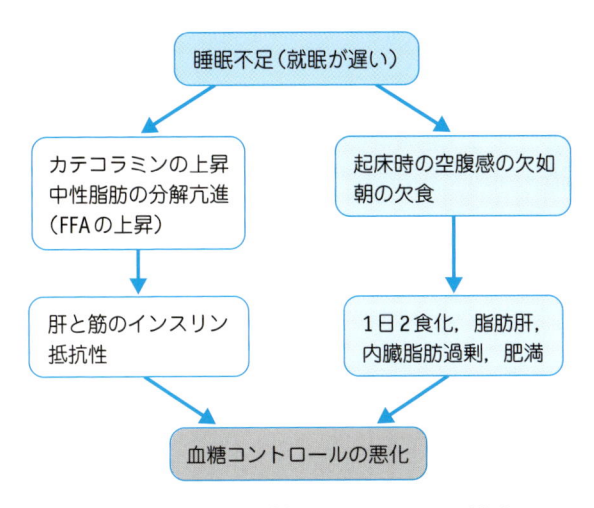

図18 睡眠不足が血糖悪化をまねく機序

■なぜインスリン抵抗性になるのか

　図18に睡眠不足が血糖を悪化させる機序をまとめました。睡眠不足がインスリン抵抗性を惹起するのは，夜間から日中にかけてのカテコラミン上昇が大きな原因と考えられています。カテコラミン自体はインスリン拮抗ホルモンとしてインスリン作用を妨害します。それに加えて夜間のカテコラミン上昇は脂肪組織の中性脂肪分解を亢進させ，夜間から翌朝にかけての遊離脂肪酸（FFA）を上昇させます。実際，睡眠時無呼吸症候群の患者さんでは朝食前のFFAが異常に高いことが報告されています。第3章－2「朝食は早いほど有利」の項（→p.94）でも述べたように，FFAはインスリン作用を妨害する因子です。したがって，カテコラミンとFFAの上昇はともに肝臓と筋肉のインスリン抵抗性を惹起して血糖を上昇させます。また，睡眠不足は起床時の空腹感を生じにくくさせ，朝の欠食の原因になります。その結果1日2食になると1食あたりのドカ食いから肥満と脂肪肝をきたし，これもインスリン抵抗性の原因になります。したがって，睡眠不足の解消も血糖改善の有力な手段であると考えられます。

■睡眠不足の解消方法

　睡眠不足の患者さんの大半が睡眠導入薬の処方を希望されます。しかし，薬剤の安易な使用は必ずしも解決になりません。その理由として，①入眠できても夜中に目が覚めてしまう，②強い薬剤に変えると物忘れ症状や筋肉弛緩作用を起こすことがある，③早朝の不眠感と日中の不安感をきたす場合がある，④長期間服用しているとしだいに効果が減弱してくる，⑤アルコールとの併用で作用が増強する，などが挙げられます。したがって，薬剤になるべく頼らないで十分な睡眠をとる工夫が必要であり，薬剤を使用するにしても医師の指示を守ることが大切です。表6に示す項目を参考にして個別的なアドバイスをして頂きたいと思います。

表6　睡眠障害対処12のポイントとコツ

1. **睡眠時間は人それぞれ，日中の眠気で困らなければOK**
   （年をとると必要な睡眠時間は短くなる）
2. **刺激物を避ける，就寝前は自分なりにリラックスを**
   （夕食後のカフェインと就寝前の喫煙を避け，軽い読書や香り，音楽，ぬるめの入浴などを励行）
3. **眠くなってから床に就く，時刻にこだわらない**
   （眠ろうとする意気込みが頭をさえさせる）
4. **同じ時刻に毎日起床**（早寝→早起きでなく，早起き→早寝）
5. **光の利用を効果的に**（起床時に日光を浴びる，日中も日光を，夜間は照明を明るくし過ぎない）
6. **規則正しい食事と運動を**（遅くて多い夕食，夜食は注意）
7. **昼寝をとるなら午後3時前の20〜30分**
   （長い昼寝はぼんやりする，夕方の昼寝は夜の寝つきを悪くする）
8. **眠りが浅いときは，むしろ積極的に遅寝・早起きに**
   （寝床で長く過ごすと，熟眠感が減る）
9. **激しいイビキ，呼吸停止は要注意**（睡眠時無呼吸症候群）
   （夜間不眠→会話中や仕事中でも日中にうとうとする）
10. **十分に睡眠をとっても日中に眠い場合は医師に相談**
11. **睡眠薬代わりの寝酒は不眠の原因**
    （眠りが浅く，何度も目が覚める）
12. **睡眠薬は医師の指示どおりに，アルコールと併用しない**

（厚生労働省 精神・神経疾患研究委託費「睡眠障害の診断・治療ガイドライン作成とその実証的研究班」: 平成13年度研究報告書より改変）

You are what you eat.
―野菜料理10品目のレシピ―

（あなたはあなたが食べたものでできている，
食べたものがあなたの体を作る）

　いつもこのことを忘れないようにしたいな，と思っています。でも，時間をやりくりしながらの食事の支度。必要十分な量の野菜料理を毎日，毎食添えるのは手間のかかることです。
　そこで，ここでは簡単で短時間にできる小鉢を選んで紹介します。いつもの献立に"野菜の小鉢"を一品追加するだけで，食事の内容が違ってきます。少しでも参考にして頂ければ幸いです。

家庭料理プランナー　生麦玉子

> **はじめに**
>
> 「1日350gの野菜を摂る」ためには，1日3回均等に食べると考えた場合，1食当たり100g強の野菜を摂らなければならないことになります。
>
> そこで，100g強の野菜の量を確認する手がかりとなるよう，各レシピは主に1人分の量で紹介しています。ただし，通常1人分では作らない煮物や，常備菜になるものなどに関しては，作りやすい量での表示としています。

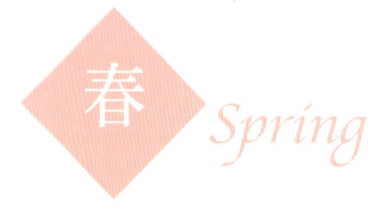

春 *Spring*

春キャベツとあさりの酒蒸し

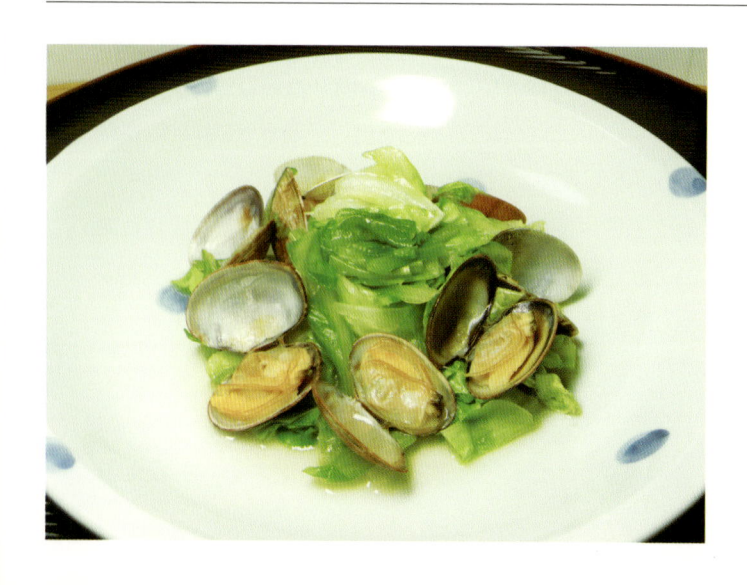

You are what you eat.

● 材料（1人分）

あさり（殻付き）	100〜130g
春キャベツ	100g（外側の大きい葉なら2枚ほど）
にんにく（お好みで）	小1/2片
しょうが（お好みで）	小1かけ弱
サラダ油	小さじ1弱
塩	少々
酒	大さじ1
しょうゆ	小さじ1/2

● 作り方

①キャベツは1枚ずつはがし，真ん中のかたい部分はそぎ取って薄切りにする（さらにせん切りにしてもよい）。葉の部分は1.5cm幅のざく切りにする。

②あさりは砂抜きをして，殻をこすり合わせてよく洗う。

③にんにく，しょうがを入れる場合は，薄切りにする。

④多層構造鍋（または中華鍋，大きめのフライパン）に油を熱し，焦がさないように弱めの中火でにんにく，しょうがを炒める。香りが出てきたら，あさりとキャベツを加えて強火でさっと炒める（塩少々）。酒を加えて，ふたをする。弱火で，3〜4分蒸し煮にする。
（にんにく，しょうがを入れない場合は，油を熱したら，すぐにキャベツとあさりをさっと炒める。シンプルな味にできあがり，これも好評です）

⑤あさりが開いたら，しょうゆを加えて火を消してでき上がり。

新玉ねぎのチン！

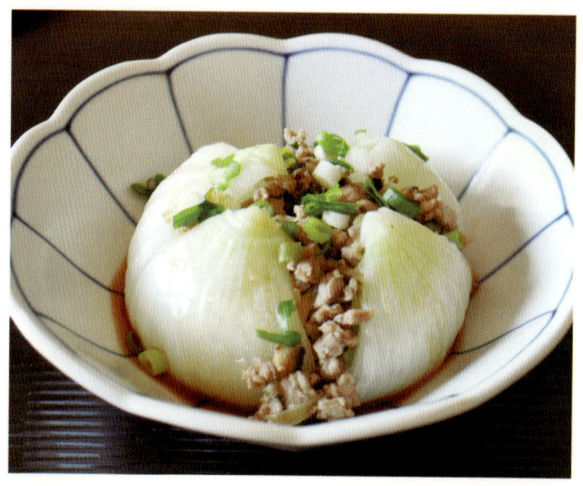

● 材料（1人分）

　　新玉ねぎ　　　　　1個

● 作り方

①外側の皮をむき，上部に十字の切れ目を入れる。

②お皿にのせてラップをかけ，レンジ加熱する（大きさにもよりますが，3分程度）。

③お好みのトッピングで。
- 花かつおとしょうゆで（最もシンプル！）。
- ツナマヨネーズと。
- "ヘルシー自家製肉そぼろ"（次頁）とポン酢で（肉系と組み合わせると，たちまちボリュームアップ！）。

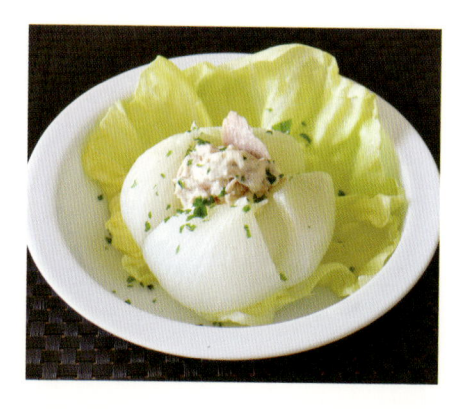

You are what you eat.

ヘルシー自家製肉そぼろ

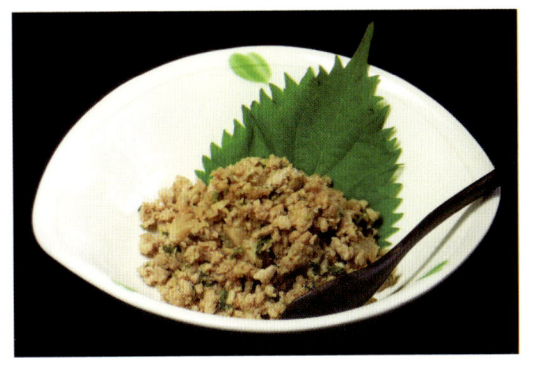

● 材料

豚もも赤身ひき肉	300g	サラダ油	大さじ1と1/2
しょうが	1かけ	しょうゆ	大さじ2弱
長ねぎ	15cm	酒	大さじ2弱
生しいたけ	2枚	オイスターソース	あれば少々
青ねぎ（わけぎ等）	お好みで	ねぎみそ	あれば少々

● 作り方

① しょうが，長ねぎ，生しいたけはみじん切りにしておく。

② 中華鍋（フライパンでも）にサラダ油を入れ，①のしょうが，長ねぎを入れ弱火で炒める。香りがたってきたら，豚ひき肉，生しいたけを加えて炒める（このとき，木べらで切るように炒めるとひき肉がぽろぽろにほぐれて上手にできます）。

③ ひき肉の色が変わったら，酒，しょうゆ，オイスターソースを入れて，水分が少なくなるまでさらに炒める。最後に，ねぎみそを加え，ざっと混ぜ合わせて火を消す（お好みで，小口切りにした青ねぎを散らしてもよい）。

④ でき上がった肉そぼろを中華鍋の片方に寄せて鍋を傾け，余分な脂を出すようにする。出てきた脂はキッチンペーパーで吸い取る。

夏 *Summer*

ゴーヤーの炒め物

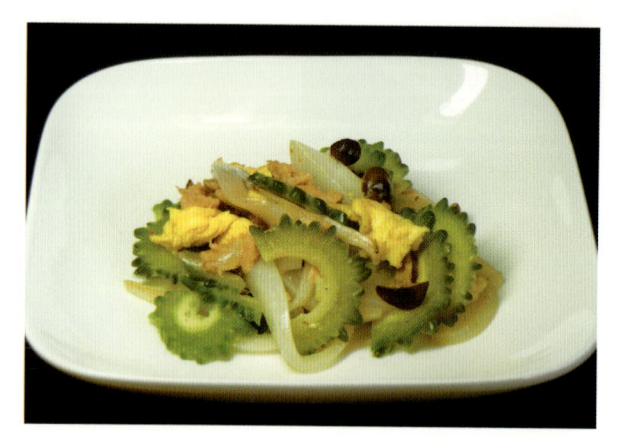

● 材料（1人分）

ゴーヤー	70g（大きめ1/4本）
玉ねぎ	30g（中1/6個）
しめじ	少々
卵	1/2個
ツナ	小1/4缶
塩	少々
こしょう	少々
サラダ油	適宜
ツナ缶の油	適宜
しょうゆ	少々

You are what you eat.

● 作り方

① ゴーヤーは縦に2つに切り，わたと種をスプーンでこそげ取ってきれいにしてから，2〜3mmの薄切りにする。塩少々を入れた湯で，さっと茹でておく。

② 玉ねぎも薄切りに。しめじは太いものは2つに割いておく（このとき，できれば油を引かずにフライパンでじっくり素焼きして，しょうゆか塩で下味をつけておくと，しめじがさらにおいしくなります）。

③ 中華鍋にサラダ油，小さじ1/2をよく熱して，溶き卵1/2個分をふんわりと炒めて取り出す（塩，ほんの少々）。

④ サラダ油＋ツナ缶油で大さじ1/2にして，同じ中華鍋に入れ，玉ねぎを炒め，しんなりしたらゴーヤーも入れて，塩こしょうを少々。ツナ，卵を入れ，しょうゆを鍋肌に回し入れる。最後に下味をつけたしめじを混ぜてでき上がり（しめじに下味をつけない場合は，玉ねぎと同時に炒める）。

モロヘイヤと長芋のポン酢かけ

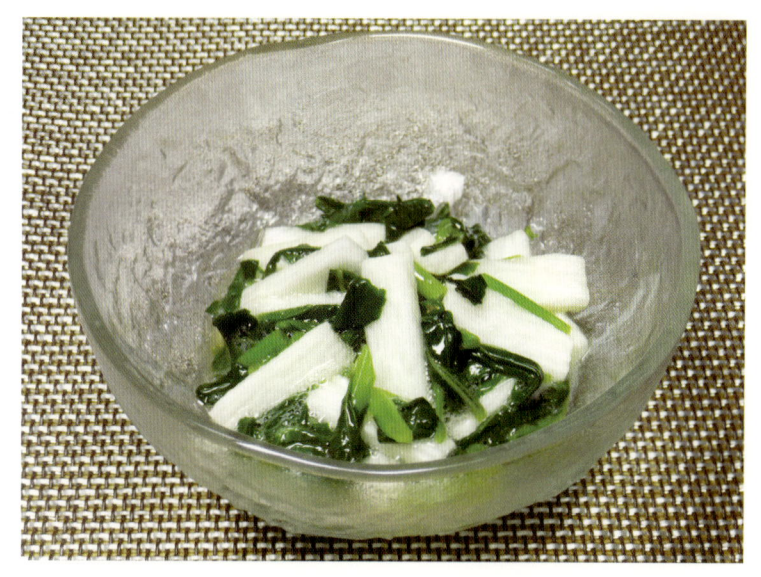

● 材料（1人分）

モロヘイヤ	25g（100g入り袋の1/4）
長芋	約80g（太めのもの2cm弱）
ポン酢	大さじ1〜1と1/2

● 作り方

①モロヘイヤは葉と，葉のついている軸だけを使うので，その部分を軽く洗い，さっと下茹でし，水にとってから，ざるにあげる。水気を軽くしぼって，細かく刻む。
②長芋は，皮をむいて，短冊に切る。
③食べる直前に，モロヘイヤと長芋にポン酢をかけて，混ぜ合わせる。

You are what you eat.

秋 *Autumn*

白菜，水菜とさつま揚げの煮びたし

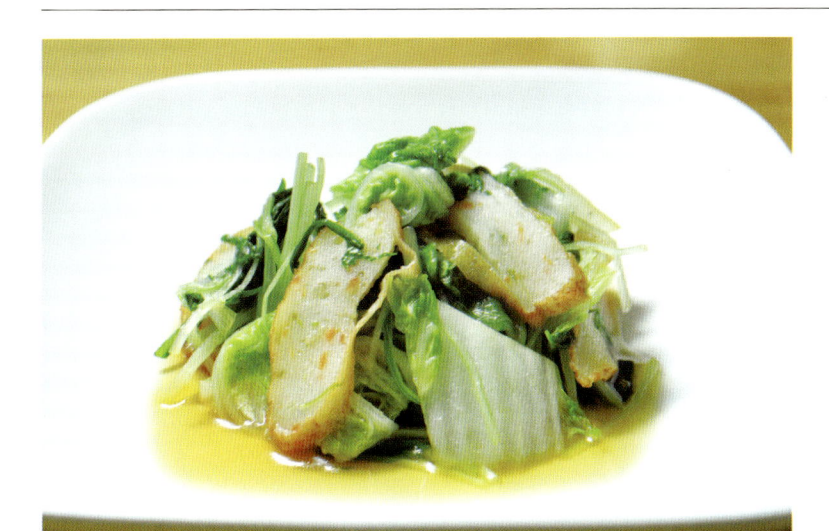

● 材料（2人分）

白菜	100g（外側の大きい葉だったら1枚）
水菜	100g（1袋200gの1/2）
さつま揚げ	2枚（1枚30g）
サラダ油	小さじ1
だし	50cc
しょうゆ	小さじ2
みりん	小さじ2

◉作り方

① 白菜の葉は水洗いして，葉先はざく切り，芯の部分は薄めのそぎ切りにしてわけておく。

② 水菜も水洗いして，4～5cmに切っておく。

③ さつま揚げは細切りにしておく。

④ 鍋に油を入れて少し熱し，まず白菜の芯を炒めて油がまわったら水菜の茎，白菜の葉先，水菜の葉部分，さつま揚げを順に加えて軽く炒める。

⑤ 全体が少ししんなりして，かさが減ったところでだしを入れ，しょうゆ，みりんで味付けする。ふたをして，白菜の芯にも火が通ったら（火はすぐに通ります）ひと混ぜしてでき上がり。

You are what you eat.

小松菜のごま油煮

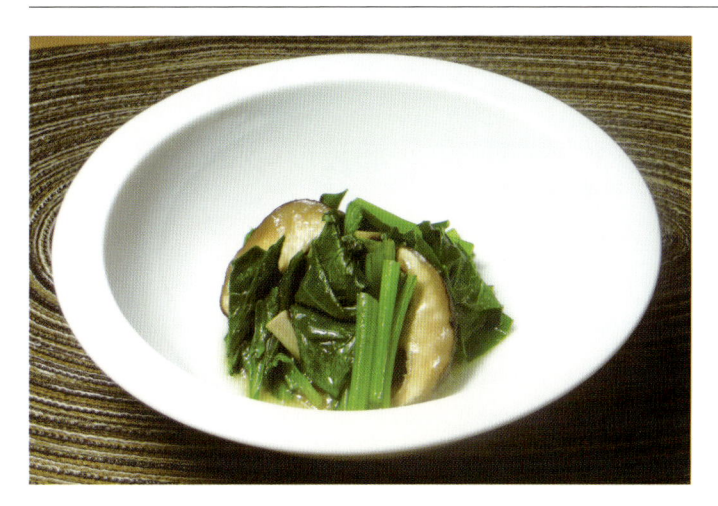

● 材料（2〜3人分）

　　小松菜　　　1束（250〜300g）
　　生しいたけ　2枚

　　ごま油　　大さじ2〜3
　　塩　　　　ほんの少々
　　しょうゆ　小さじ1
　　ごま　　　お好みで

● 作り方

① 洗った小松菜をざくざく切って，鍋に入れる（多層構造鍋があればぜひそれで。なければふたのできる鍋ならなんでもOKです）。
② 薄切りにした生しいたけも鍋に入れて，塩を少々，ごま油を回し入れる。弱火にかける。油が全体に行きわたるように，最初に少しはしで上下をかき混ぜてからふたをする（野菜の水分があるので焦げる心配はありませんが，多層構造鍋以外の鍋を使う場合は少し気をつける）。
③ かさが減ってくたっとしてきたら，しょうゆを加える。ざっと混ぜてでき上がり。お好みでごまを少々。

冬 *Winter*

せり，ごぼう，にんじん，油揚げの炒め物

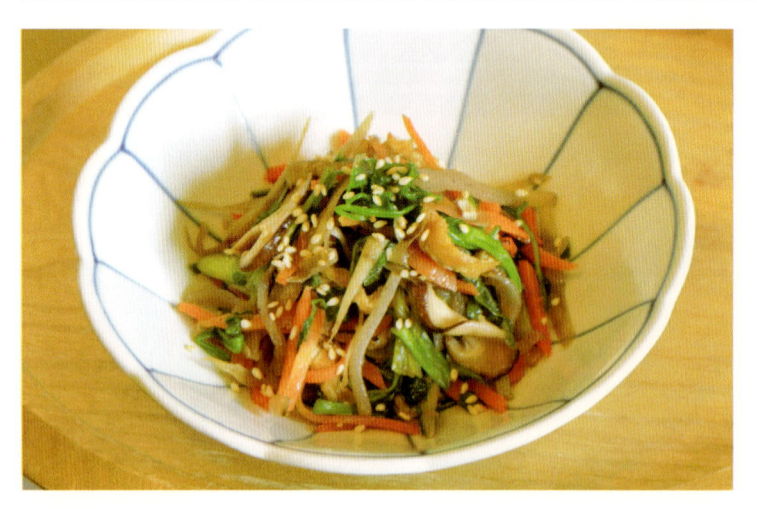

● 材料（1人分）

せり	1束の先端の部分（40g）
ごぼう	細めの1/3本（30g）
にんじん	小1/4本（30g）
油揚げ	1/2枚（20g）
ごま油	小さじ2〜3
ガラスープ（顆粒）	小さじ1/2
	（なければ，塩少々）
みりん	小さじ1
しょうゆ	小さじ1/2

You are what you eat.

You are what you eat.

◉作り方

①せり(この料理では先端の葉の部分を使います)は洗って3cmくらいに切っておく。

②にんじんも3cmくらいの細切り,ごぼうも同じくらいの長さのささがきにして,しばらく水にさらしたあと,ざるにあげておく。

③油揚げも,野菜と同じくらいの細切りにしておく。

④中華鍋(フライパンでも)にごま油を入れ,火の通りにくいごぼうとにんじんをまず炒める。油がまわって少し火が通ったら,油揚げ,せりを加えて,さらに炒める。

⑤全体がしんなりしたら,ガラスープ(顆粒),みりんを加え,最後にしょうゆを回しかけて,ひと混ぜしたらでき上がり。

● 細切りにしたこんにゃくや生しいたけを加える(一緒に炒める)のもおすすめです。かさも増えるし,味も食感もさらに豊かになります。

里芋の中華風照り焼き

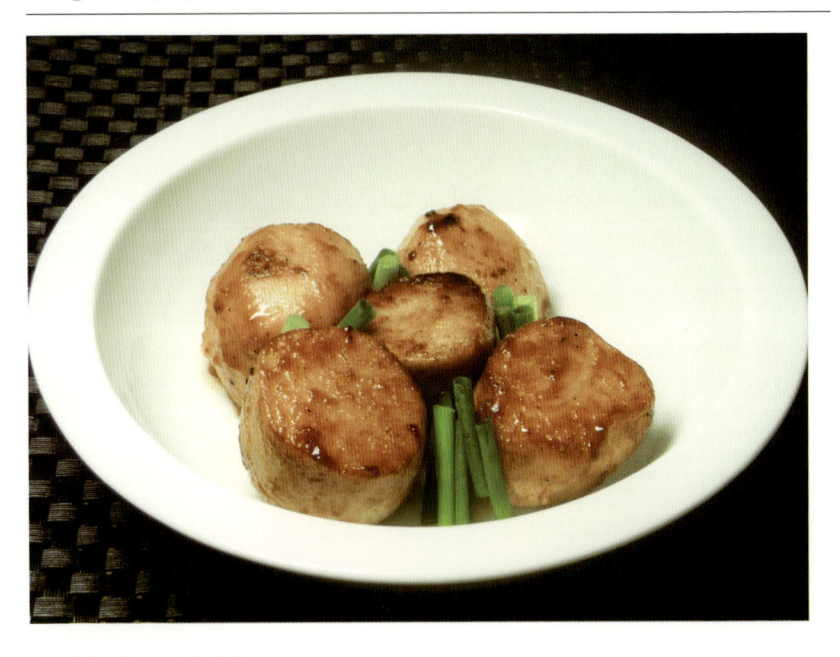

● 材料（3〜4人分）

里芋（皮つき）	400g（6個くらい）
細ねぎ	2本
ごま油	大さじ1
砂糖	大さじ1/2
みりん	大さじ1/2
酒	大さじ1
オイスターソース	大さじ1
しょうゆ	大さじ1/2

You are what you eat.

● 作り方
① 里芋は水洗いしてきれいに土を落とす。ざるにあげてしばらく水気をきっておく。
② 里芋は皮つきのまま，ラップをかけて電子レンジで約6分加熱する。竹串をさして火が通ったかどうか確認する（ここでしっかり火を通しておくと，ねっとりとおいしく仕上がります）。皮をむき，一口大に切る。
③ ねぎを3cmほどに切っておく（小口切りでも）。
④ みりん，酒，オイスターソース，しょうゆをあわせておく。
⑤ フライパンを火にかけ，ごま油を入れて熱してから里芋を入れる。しっかり焼き色をつける（焼き色をつけることで，カリッと香ばしい仕上がりになります）。
⑥ 焼き色がついたら，まず砂糖をふり入れ，続いて④の調味料を加えて全体にからめる。仕上げにねぎをちらしたら，でき上がり。

通年 *All seasons*

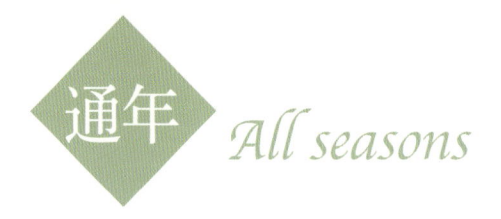

ごぼう，にんじん，こんにゃくの煮しめ

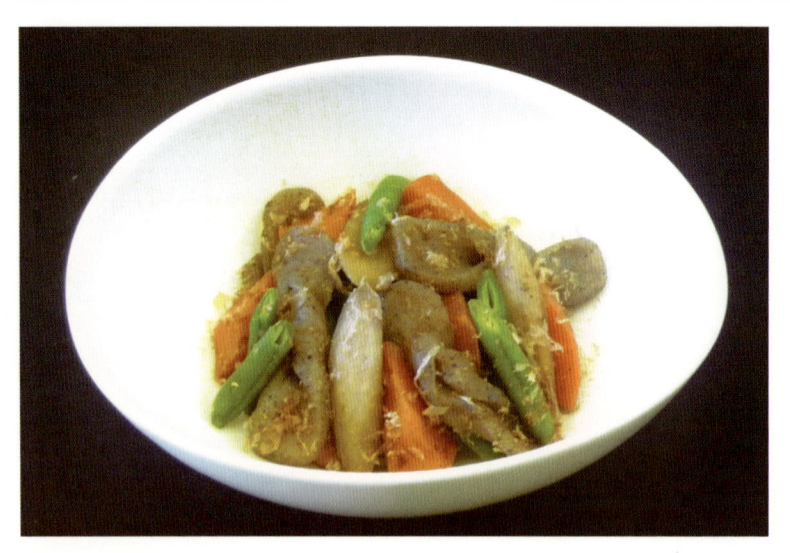

● 材料（3〜4人分）

ごぼう	100g（太めで約20cm）
にんじん	100g（中・約7cm）
こんにゃく	100g（小1枚）
いんげん（あれば）	30g（約10本）
つゆの素	適宜
かつおぶし	3g（〜5g）

You are what you eat.

● 作り方
① ごぼうは土のついているものならよく洗い、皮を包丁の背で薄くこそげる。斜め5〜6mm幅の斜め切りにして、水にさらしてアク抜きをする。
② にんじんは小さめの乱切りにする。
③ こんにゃくは下茹でして(下茹で不要のものならそのままで)、3〜4mmの薄切りにしてから手綱にする。
④ いんげんは(冷凍食品でも可)は3cmくらいの斜め切りにする。
⑤ 鍋にこんにゃくを入れて乾煎りする。こんにゃくの水分がとんだら、にんじんと水をきったごぼうも鍋に入れる。
⑥ つゆの素をうすめ(3倍濃縮のものなら10倍くらい)、材料にひたひたになるように鍋に入れる。落とし蓋をして煮る。にんじん、ごぼうが柔らかくなったらいんげんを加えて、さらに煮汁がほとんどなくなるまで煮る(煮しめる)。
⑦ 火を消して、最後にかつおぶしをまぶす。
(冷めてもおいしいので、常備菜としても、お弁当の一品としても重宝します)

● つゆの素の使い方
　我が家に今あるのは3倍濃縮のものです。2倍濃縮、ストレートのものなどがあります。それぞれの商品に書いてある煮物、鍋物に使用するときのうすめかたを参考にして下さい。かなりうすめの煮汁から煮始めますが、煮汁がなくなるまで煮しめるので、うす味ながら野菜の味が楽しめる一品になります。お好みで微調整して下さい。

チンゲン菜の"ラー油入り酢醤油"かけ

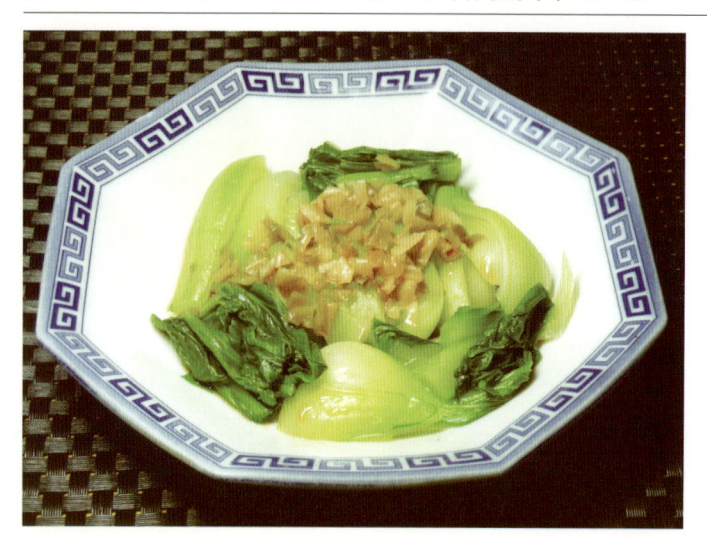

● 材料（1人分）

チンゲン菜	2/3～1株（100g）
ザーサイ	（みじん切り）小さじ1/2
酢	適宜
しょうゆ	適宜
ラー油	お好みで

● 作り方

① チンゲン菜は根元の汚れをよく洗い，根元に切れ目を入れ，さっと茹でる（電子レンジ加熱でも可）。ざるにとって冷まし，食べやすい大きさに切る。
② 酢としょうゆを同量あわせ，お好みでラー油を加えて，たれを作る。
③ お皿にチンゲン菜とザーサイを盛り付け，冷やしておく。
④ 食べる直前に"ラー油入り酢醤油"をかける。

索 引

■ 数 字

1,5-AG 72
1型糖尿病 17
2回目の食事の現象 95
2型糖尿病 17
75gブドウ糖負荷試験 19, 62

■ 欧 文

A
ADH 113
ALDH 113
ATP 3, 48

B
β細胞 9

C
CGM 85
CSII 88

F
FFA 96

G
GA 69
GDM 52
GLP-1 103

H
HbA1c 65
^{1}H-MRS 38, 92

J
JDS値 66

M
METs 117

N
NAD$^+$ 113

NASH 103
NGSP値 66

S
SCFA 102
second meal phenomenon 95
SGLT-2阻害薬 74, 115
SMBG 75

■ 和 文

あ
アルコール脱水素酵素 113
アルデヒド脱水素酵素 113
アルブミン 69

い
インスリン 6
　——遺伝子 16
　——拮抗ホルモン 6
　——追加分泌の遅延 21
　——抵抗性 16, 21
　——抵抗性指数 25
　——分泌指数 40
異化 24
　——ホルモン 24

か
間食 110
肝糖産生 5

き
基礎分泌 10
巨大児出産 53

く
グリコーゲン分解 6

索 引 143

け
血糖　2
血糖自己測定　75
さ
細小血管障害　47
三大合併症　47
し
脂肪肝　36
脂肪細胞　31
食後血糖　4
食前血糖　4
新生児低血糖　53
腎性糖尿　60
す
睡眠時無呼吸症候群　122
睡眠不足　120
た
多糖類　2
代謝　29
代謝当量　117
耐糖能異常　63
大血管障害　48
短鎖脂肪酸　102
炭水化物　3
単糖類　2
ち
腸内細菌　101
つ
追加分泌　10
と
糖新生　7
糖取り込み　8
糖尿病型　63
同化　24
　——ホルモン　24

な
内臓脂肪　31
に
ニコチンアミドアデニンジヌクレオチド　113
二糖類　2
尿糖　58
尿糖排泄閾値　59
妊娠糖尿病　52
ね
熱中症　114
は
反応性低血糖　64
ひ
皮下脂肪　31
日和見菌　102
標的臓器　15
ふ
ブドウ糖　2
プレバイオティクス　102
分泌臓器　15
へ
ベジファースト　100
ほ
補食　110
め
メタボリックシンドローム　29
ゆ
有害菌　101
有用菌　101
遊離脂肪酸　96
ら
ランゲルハンス島　9
れ
連続グルコースモニタリング　85

著者紹介

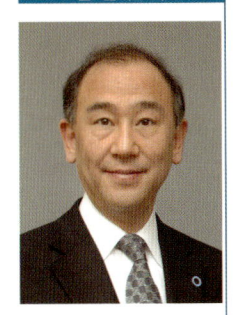

田中 逸

昭和61年	滋賀医科大学卒業 同大学 第3内科に入局，繁田幸男先生（現名誉教授），吉川隆一先生（元学長），柏木厚典先生（元附属病院長）のもとで糖尿病の臨床研修と基礎研究を行う
平成 6年	東京都済生会中央病院内科に勤務 松岡健平先生，渥美義仁先生のもとで糖尿病の患者教育と臨床研究に従事
平成 7年	順天堂大学内科学・代謝内分泌学講座に助手として勤務 河盛隆造先生（現特任教授）のもとで糖尿病全般の診療と研究に従事
平成 8年	同大学 講師
平成14年	同大学 助教授
平成18年	聖マリアンナ医科大学代謝・内分泌内科 教授 現在に至る

日本糖尿病学会専門医，研修指導医，評議員
日本内分泌学会専門医，研修指導医，評議員
NPO法人川崎糖尿病スクエア理事長

糖尿病管理に携わるすべての人のための
セミナー糖尿病アドバイス

定価（本体2,300円＋税）

2014年 9月26日　第1版
2014年10月26日　第1版2刷

著　者	田中　逸
発行者	梅澤俊彦
発行所	日本医事新報社　　www.jmedj.co.jp 〒101-8718 東京都千代田区神田駿河台2-9 電話　03-3292-1555（販売）・1557（編集） 振替口座　00100-3-25171
印　刷	ラン印刷社

カバーデザイン／吉田ひろ美

© Yasushi Tanaka 2014 Printed in Japan
ISBN978-4-7849-5606-7 C3047 ¥2300E

・本書の複製権・翻訳権・上映権・譲渡権・公衆送信権（送信可能化権を含む）は（株）日本医事新報社が保有します。
・JCOPY ＜(社)出版者著作権管理機構 委託出版物＞
本書の無断複写は著作権法上での例外を除き禁じられています。複写される場合は，そのつど事前に，（社）出版者著作権管理機構（電話 03-3513-6969，FAX 03-3513-6979，e-mail:info@jcopy.or.jp）の許諾を得てください。